JN194432

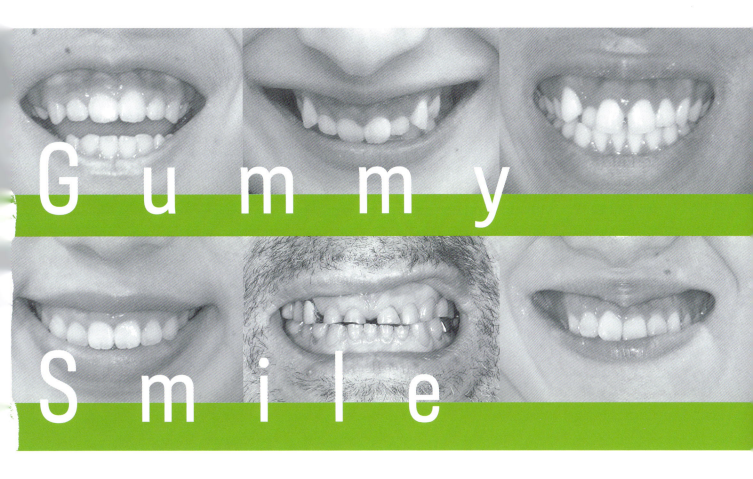

Gummy Smile
ガミースマイル

11の要因 成功に導くトリートメントマップ

著 伝法昌広

クインテッセンス出版株式会社　2024

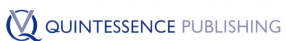

Berlin | Chicago | Tokyo
Barcelona | London | Milan | Paris | Prague | Seoul | Warsaw
Beijing | Istanbul | Sao Paulo | Zagreb

はじめに

　矯正治療のゴールは決まっている.

1. 上下の歯列が歯槽骨内に理想的に並んでいる.
2. その歯列が, 安定した顎位で最大接触面積で咬合し, 側方, 前方運動でスムーズに動き, 臼歯の離開を達成する.
3. そのスムーズに動く歯列が, 顔面のなかで正面からの傾きがなく, 前後的, 上下的に理想的な位置にある.

　これだけである. この, 歯列の上下的な位置を考えたとき, ガミースマイルの改善を意識するようになった.

　2012年5月, 今から12年前. ガミースマイルについて初めて講演した. 都内のとあるスタディグループの定例会, 会長であった矯正医の推薦で1時間の枠だった. 当時, 人前で講演などしたことがなく, 何者でもなかった僕は, 推薦していただいた方に報いるよう, インパクトのある題材を探した. それがガミースマイルの改善であった. 内容は本書とほぼ同様で, ガミースマイルの要因を軟組織と硬組織に分類し, 診断の重要性を説き, 症例を提示した.

　聴衆である200人ほどの一般歯科医師の反応は芳しくなく, 何事もなかったかのように1日が終わり, 僕の講演デビューは足跡を残せぬまま終わった……気がした. 後日, 3人の矯正医が絶賛していると人づてに聞き, 少し救われた. その後2回, 同内容を人前で話す機会があったが, 反応は同様であった. 僕のなかでガミースマイルは"オワコン"となっていた.

　2021年, 転機が訪れる. 矯正医の仲間内でつくったスタディグループで, 後輩にガミースマイルの話をしてくれと頼まれた. 以前聞いたことがあり, もう一度聞きたいとのことだった. 僕としては10年も前のテーマだったので, 乗り気ではなかったが, すべてをブラッシュアップしプレゼンテーションした. それを聞いてくれていたthe Quintessence編集部の方から連絡が来た, 開口一番「書籍にしましょう」と言われた. それが本書の始まりである. 2022年, 月刊『the Quintessence』に掲載され, 好評得て本書の刊行に至る.

　不思議なものである.

　12年経って思う. 早すぎたのか, 伝え方の問題だったのか, 補綴, 矯正, 歯周といった垣根を超えた内容に僕も聴衆も適応できていなかったのか. この間に包括的歯科治療が浸透し, 1つの症状を改善するためには各分野それぞれが高いレベルで治療を行う必要性があることを認識できるようになってきたのかもしれない. とくにガミースマイルの改善には, その構成要素の診断とそれぞれに対する適した治療法が重要である. その土壌ができたのだと思う.

　矯正治療のゴールは決まっている.

　ただ, それだけでは満足のいく結果がだせないこともある. それは他科でも同様で, 治療のゴールは決まっているが, その分野だけではその結果に辿りつかないことも多々あると思う. 包括的に診断し, それに合った治療法を各分野の垣根を超えて行うことが, 今後の歯科治療には必要なことではないかと思う.

2024年12月

伝法昌広

CONTENTS

第1章　ガミースマイル総論	9

1．ガミースマイルとは	10
2．ガミースマイルはどのように治療されるべきか？	10
3．ガミースマイルの種類と要因	11
1）ガミースマイルの種類	11
2）さまざまなガミースマイルの要因	11
4．ガミースマイルの分類と系統図	18
5．診断のためのフローチャート（トリートメントマップ）	19
1st check/Lip（口唇の診査）	22
①上唇の厚みの診査	22
②上唇の挙上量の診査	22
2nd check/Teeth（歯と歯周組織の状態の診査）	23
①歯の縦横比の診査	23
②咬耗の有無の診査	23
③歯肉の腫脹の診査	23
④ポケット診査	23
⑤歯槽骨縁とセメント–エナメル境の診査	25
3rd check/Smile（スマイル時の歯肉の露出の診査）	25
①前歯部のみの歯肉露出	25
②前歯部と臼歯部の歯肉露出	25
③前歯部の一部のみが歯肉露出	26
6．"美しいスマイル"とは何か？	27
1）審美的であるということと機能	27
2）"美しいスマイル"に関する軟組織と硬組織の状態についての指標	28
3）"美しいスマイル"に関する歯列の垂直的位置についての指標	30
知っておきたい基礎知識1：矯正歯科	
CDS分析	31

CONTENTS

第2章　軟組織におけるガミースマイルの要因と治療法 …………… 33

1．口唇による要因と治療法 …………………………………………………… 34

1）上唇の過挙上（hypermobile lip, hypermobility） ………………………… 34

1）－1　診断方法 ……………………………………………………… 34

1）－2　治療方法 ……………………………………………………… 34

1）－2－a 口唇移動術（lip repositioning） ……………………… 34

1）－2－b ボツリヌス療法（botulinum toxin injection） …………… 37

2）薄い上唇（short upper lip） ………………………………………………… 39

2）－1　診断方法 ……………………………………………………… 39

2）－2　治療方法 ……………………………………………………… 39

2）－2－a ヒアルロン酸注入 ……………………………………… 39

2）－2－b Le Fort I 型骨切り術後の縫合 ……………………… 40

2．歯肉による要因と治療法 …………………………………………………… 40

1）炎症性の増殖（肥厚） ……………………………………………………… 41

1）－1　診断方法 ……………………………………………………… 41

1）－2　治療方法 ……………………………………………………… 41

炎症物質の除去 …………………………………………… 41

2）薬物による増殖 …………………………………………………………… 42

2）－1　診断方法 ……………………………………………………… 42

2）－2　治療方法 ……………………………………………………… 42

3）遺伝的な疾患・全身的な状態による増殖 ……………………………… 43

3）－1　診断方法 ……………………………………………………… 43

3）－2　治療方法 ……………………………………………………… 43

歯肉切除 …………………………………………………… 43

第3章　硬組織におけるガミースマイルの要因と治療法1　……… 45

1．骨における要因と治療法 …………………………………………………… 46

1）上顎骨の垂直成分の増加（下降／vertical excess） ……………………… 46

1 ）− 1 診断方法 ……………………………………………………… 46

1 ）− 2 治療方法 ……………………………………………………… 46

1 ）− 2 −a 顎矯正外科手術による上顎骨の圧下 ……………………………… 48

1 ）− 2 −b 歯科矯正用アンカースクリューによる上顎歯列の圧下 ……………… 49

直接的圧下法と間接的圧下法 ……………………………… 49

2）上顎骨の水平成分の増加（前突／horizontal excess） ………………… 51

2 ）− 1 診断方法 ……………………………………………………… 52

2 ）− 2 治療方法 ……………………………………………………… 52

知っておきたい基礎知識2：口腔外科

①Le Fort Ⅰ型骨切り術 ……………………………………………………… 55

②馬蹄形骨切り術 ……………………………………………………………… 56

③歯槽骨切り術 ………………………………………………………………… 57

CONTENTS

第4章　硬組織におけるガミースマイルの要因と治療法2 ………… 59

1．歯における要因と治療法 ……………………………………………………… 60

　1）上顎前歯の過萌出 ……………………………………………………… 60

　　1）－1 診断方法 ……………………………………………………… 60

　　1）－2 治療方法 ……………………………………………………… 61

　　　1）－2－a 矯正歯科治療による上顎前歯の圧下 ………………… 62

　　　1）－2－b 顎矯正外科手術による上顎前歯部の部分的な圧下 …… 62

　2）上顎前歯の叢生 ……………………………………………………… 64

　　2）－1 診断方法 ……………………………………………………… 64

　　2）－2 治療方法 ……………………………………………………… 65

　3）上顎前歯の萌出不全 ………………………………………………… 66

　　3）－1 診断方法 ……………………………………………………… 70

　　3）－2 治療方法 ……………………………………………………… 70

　　　3）－2－a Type1 subgroup A（Type1 A）の治療方法 ………… 70

　　　3）－2－b Type1 subgroup B（Type1 B）の治療方法 ………… 70

　　　3）－2－c Type2 subgroup A（Type2 A）の治療方法 ………… 70

　　　3）－2－d Type2 subgroup B（Type2 B）の治療方法 ………… 72

　4）短い歯冠長 …………………………………………………………… 72

　　4）－1 診断方法 ……………………………………………………… 72

　　4）－2 治療方法 ……………………………………………………… 73

　5）上顎前歯の咬耗による対処性の挺出 ……………………………… 74

　　5）－1 診断方法 ……………………………………………………… 74

　　5）－2 治療方法 ……………………………………………………… 74

　　　5）－2－a 上顎前歯の圧下後の補綴処置 ………………………… 75

　　　5）－2－b 歯冠長延長術後の補綴処置 …………………………… 75

知っておきたい基礎知識3：矯正歯科

　アングル分類 …………………………………………………………………… 77

知っておきたい基礎知識4：基礎歯学

　歯の能動的萌出と受動的萌出 ……………………………………………… 77

第5章　症例にみるガミースマイルの診断と治療 ……………………… 79

1 歯周的アプローチ

　症例1　受動的萌出不全によるガミースマイルの改善：歯肉切除 ………………………… 80

　症例2　動的萌出不全によるガミースマイルの改善：骨削除を含む歯肉切除 ………… 86
　　　　（症例提供：山﨑　治氏）

2 外科的アプローチ

　症例3　上唇の過挙上によるガミースマイルの改善：口唇移動術 ………………… 92
　　　　（症例提供：飯倉拓也氏，堀内康志氏，松田　哲氏）

3 投薬的アプローチ

　症例4　上唇の過挙上によるガミースマイルの改善：ボツリヌス療法 ……………… 100
　　　　（症例提供：古畑　梓氏）

4 矯正的アプローチ

　症例5　上顎前歯の過萌出によるガミースマイルの改善：上顎前歯の圧下 ………… 106

　症例6　上顎骨の垂直方向の増加（下降）によるガミースマイルの改善：上顎歯列全体の圧下

　　　　 ………………………………………………………………………………… 117

　症例7　上顎骨の垂直方向の増加（下降）＋水平方向の増加（前突）によるガミースマイル

　　　　の改善：上顎前突改善後の上顎歯列の圧下 ………………………………… 131

5 歯周的補綴的アプローチ

　症例8　能動的萌出不全によるガミースマイルの改善：クラウンレングスニング後の補綴処置

　　　　 ………………………………………………………………………………… 141
　　　　（症例提供：土屋賢司氏）

6 矯正的歯周的アプローチ

　症例9　上顎骨の垂直的成分の増加（下降）と萌出不全によるガミースマイルの改善：

　　　　上顎歯列の圧下と歯肉切除術 …………………………………………………… 148

7 矯正的補綴的アプローチ

　症例10　咬耗による対処性の挺出によるガミースマイルの改善：上顎前歯圧下後の補綴処置

　　　　 ………………………………………………………………………………… 160

8 矯正的外科的アプローチ

　症例11　上顎骨の垂直方向の増加（下降）によるガミースマイルの改善：

　　　　Le Fort Ⅰ型による上顎歯列の圧下，SSRO による下顎セットバック … 171

執筆協力（50音順・敬称略）

飯倉拓也

千葉県開業／飯倉歯科医院

亀井英彦

栃木県開業／亀井歯科・矯正歯科

土屋賢司

東京都開業／土屋歯科クリニック＆works

疋田拓史

日本大学松戸歯学部歯科矯正学教室

古畑　梓

東京都勤務／古畑歯科医院　古畑いびき睡眠呼吸障害研究所,

日本歯科大学附属病院内科（臨床准教授）

堀内康志

明海大学PDI東京歯科診療所

松田　哲

明海大学PDI東京歯科診療所,

明海大学歯学部機能保存回復学講座オーラル・リハビリテーション学分野

山﨑　治

東京都勤務／原宿デンタルオフィス

第 1 章

ガミースマイル総論

1. ガミースマイルとは

歯科治療に携わっていると，ガミースマイルを主訴とする患者にしばし遭遇する．ガミースマイルとは，笑ったときに上顎の歯肉が過剰に見える症状である．笑ったとき以外にも歯肉が見える場合もあり，総じてエクセッシブ・ジンジバル・ディスプレイ(excessive gingival display)ともよばれる．本書では，「ガミースマイル」と統一する．

ガミースマイルはいわゆる疾病，疾患ではないため，ほとんどの場合，身体に悪影響があるわけではない．つまりこれは，審美的な問題である．本人，もしくは他者がその状態を気にするかどうかである．それゆえ，ガミースマイルは精神的，心理的問題を含むことがあり，過度に意識すると社交性が低下し，心理的な問題を抱えることもある[1~3]．

Allenは，ガミースマイルは非審美的なスマイルに強く関係づき，社会的行動に影響を与えかねないと報告している[4]．またKokichは，4mm以上の歯肉の露出があると魅力のない笑顔と認識されると報告している[5, 6]．これは，一般人，一般歯科医，歯科矯正医に−0.2～6mmの範囲で歯肉が露出しているスマイル時の写真を見せ，何ミリから歯肉の露出が気になるかをリサーチしたものである．その結果，一般人と一般歯科医は4mm以上の歯肉の露出が気になると報告し，理想的な歯肉の露出量は1～3mmに限られると述べている．また，他の多くの文献でも3～4mmの歯肉が見えることで，ガミースマイルとして認識されると報告している[7~9]．しかしながら，その現症，症状などは厳密には定義されていない．

また，歯の萌出機序において，まず積極的に萌出する能動的萌出のあと，歯周組織が根尖側に移動する受動的萌出へと移行するため，乳歯列期から永久歯列への移行時期にはほとんどの人が一時的にガミースマイルとなる．そのため，ガミースマイルは幼いイメージを与える．

2. ガミースマイルはどのように治療されるべきか？

では，ガミースマイルは治さなければならないのか．疾病，疾患ではないことを考えると，無理に治す必要はないのかもしれない．しかし，審美的要素が大きい分，心理的に過大な負荷(ストレス)をかけることにもなりうるため，第一主訴となる可能性も大きい．医療の根幹として主訴の改善はもっとも行うべきことではあるが，主訴の改善のみを行うことは，患者主体の医療となり医療としての本意ではない．そこに機能的に改善するべき現症がある場合は改善し，その結果が審美的改善にもつながることが望ましい．

これはガミースマイルの治療においても同様で，審美的な改善のみを行うのではなく，十分な機能的な改善を行い，さらに審美的な改善をも行われることが望まれる．そして，その状態が永続的に続くことが理想である．そのためには，なぜガミースマイルなっているのか，その要因をしっかり診断し，なにをどのよう

な方法で何を治せばいいのかを見極める必要がある.

　近年，ガミースマイルの改善を希望する患者は増加傾向にあると感じており，患者の審美的要求が強くなっていることを実感させられる．第一の主訴が叢生の改善や前突の改善である場合でも，「実は笑ったときに前歯の歯肉が見えるのが気になっている」と訴える患者も多い．過去の矯正歯科治療においては，ガミースマイルを治すには顎矯正手術を行うことが第一選択であった時期もあり，患者側にとってもハードルが高く，受け入れがたかったが，矯正用アンカースクリューの登場以降，歯の圧下が容易に行えるようになり，ガミースマイルの治療も一般的になってきた.

　しかし，筆者の過去の症例を振り返ると，前歯の圧下を行っていなくてもガミースマイルが改善されている症例や，積極的に上顎前歯の圧下を行ったにもかかわらず顕著な改善が見られなかった症例もあった．また，論文上での症例発表などをみると，歯周外科処置でガミースマイルを改善している症例や，歯周外科処置と補綴処置で改善している症例，または外科的な上口唇移動術やボツリヌス製剤を注入することで改善している症例などがある[10~15]．では，すべてのガミースマイルが，上口唇移動術や歯周外科手術，もしくは矯正歯科治療で改善されるのであろうか．また，なぜガミースマイルに対する治療法は，このように多肢にわたっているのだろうか.

3. ガミースマイルの種類と要因

1) ガミースマイルの種類

　さまざまな治療法によって改善が行われているということは，逆説的に考えるとさまざまな原因があるということである．症状が同じようであっても，原因が違うのであれば治療法が変わってくるのは当然である．たとえば，発熱している患者への対処法も，その原因が感染によるものなのか，外傷によるものなのか，もしくは精神的なものによるものなのかによって処置が変わるのと同様である.

　では，ガミースマイルにはどのような種類があるのだろうか．ガミースマイル患者における歯肉の露出部位を考えても，上顎前歯部のみに限局するものや，上顎歯列全体が露出するもの，上顎前歯のさらに一部分のみが露出するものなどさまざまである（図1a～c）．また，上唇が薄いことで歯肉が露出するものや，歯肉の腫脹などの歯周組織の変化をともなっているものもある（図1d, e）.

2) さまざまなガミースマイルの要因

　ガミースマイルとなりうる要因にはさまざまなものがあり，これらの要因の違いにより歯肉の露出部位や，露出量，歯の見え方などが変わってくる．たとえば，前歯部に現局したガミースマイルでは，上顎前歯部の過萌出や前歯部に限局した歯肉の炎症などが疑われる．また，上顎側切歯部位のみのガミースマイルでは側

図1 さまざまなガミースマイル

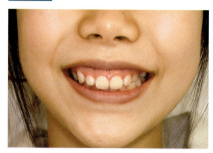
図1a　前歯部のみに限局したガミースマイル.

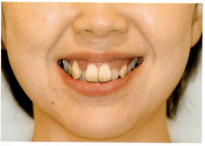
図1b　前歯部の一部が露出したガミースマイル.

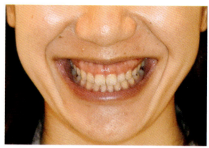
図1c　上顎歯列すべてが露出したガミースマイル.

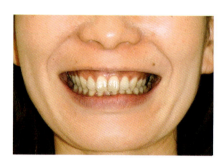
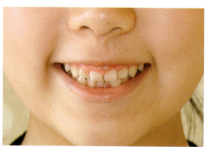

図1d｜図1e

図1d　上唇が薄いガミースマイル.
図1e　歯肉の腫脹をともなうガミースマイル.

切歯が舌側に入っていることによる歯肉の露出が，上顎前歯部から臼歯部におけるガミースマイルでは上顎骨全体の下降が考えられる．そして，その診断を複雑にするのが，1人の患者のガミースマイルの要因となっている要素は1つだけとは限らないということである．ほかにも歯肉の増殖や，上唇の過剰な挙上などの要因が複数絡んでくることがある．

　一見しただけでは，なにが起因となってガミースマイルが引き起こされているのかの判別が困難であるため，その要因を1つずつ紐解き，診査診断し，確定していくことが重要になる．では，ガミースマイルを発現させうる要因には何が考えられるのか．すべての要因を考慮すると次のものが挙げられる(図2～11).

・上唇の過挙上
・薄い上唇
・歯肉の増殖
・上顎骨の垂直成分の増加(下降)
・上顎骨の水平成分の増加(前突)
・上顎前歯の過萌出
・上顎前歯の叢生
・萌出不全(能動的萌出不全，受動的萌出不全)
・短い歯冠長
・咬耗による対処性の挺出

　これらの要因をいかに見極め，診断するかがガミースマイルの改善においては重要となる．

ガミースマイルのさまざまな要因

図2 上唇の過挙上

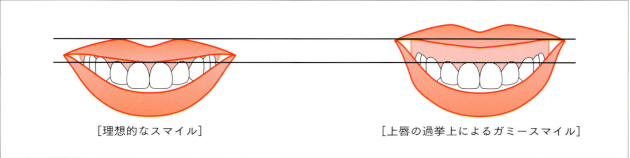

[理想的なスマイル]　　　　　　　　　　　　[上唇の過挙上によるガミースマイル]

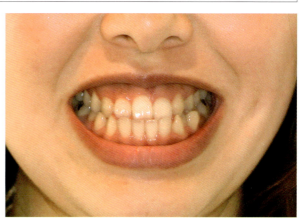

図2a
図2b

図2a,b　上唇が通常より高く上がることにより歯肉が露出する．

図3 薄い上唇

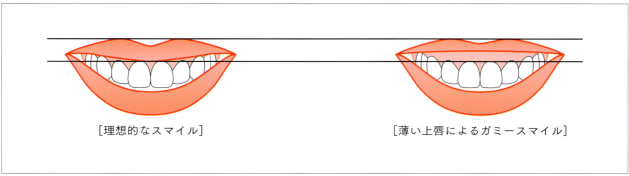

[理想的なスマイル]　　　　　　　　　　　　[薄い上唇によるガミースマイル]

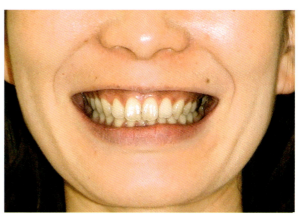

図3a
図3b

図3a,b　上唇が薄いことで歯肉が露出しやすくなる．

図4	歯肉の増殖

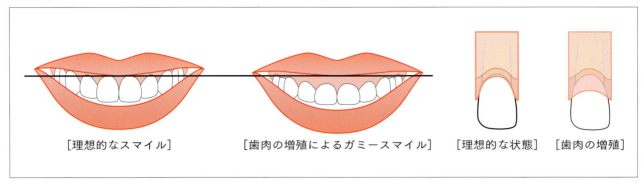

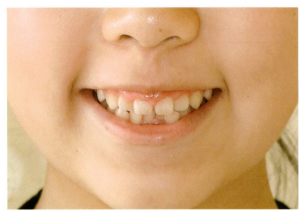

図4a
図4b

図4a,b　歯肉が歯冠方向に増殖し，歯肉の露出が起こる．

図5	上顎骨の垂直成分の増加（下降）

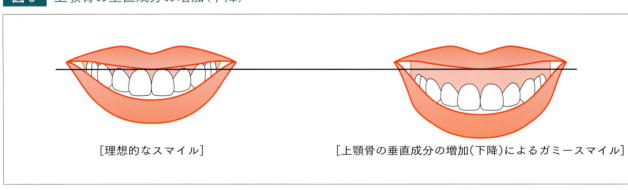

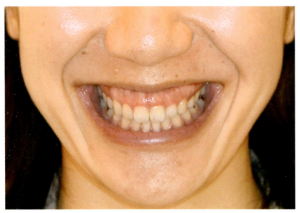

図5a
図5b

図5a,b　上顎骨自体が垂直方向に成長し歯肉が露出する．

図6 　上顎骨の水平成分の増加（前突）

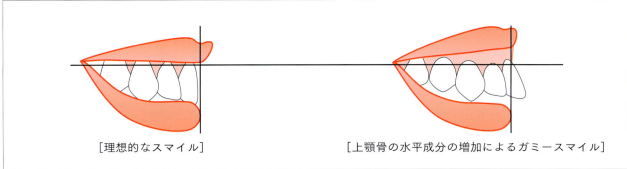

[理想的なスマイル]　　　　　　　　　　　　[上顎骨の水平成分の増加によるガミースマイル]

図6a
図6b

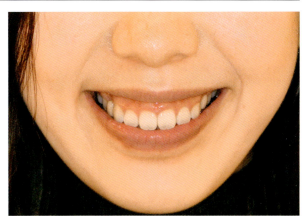

図6a,b 　上顎骨自体が水平方向に成長し，前歯が前突して上唇が上方へ挙上され，歯肉が露出する．

図7 　上顎前歯の過萌出

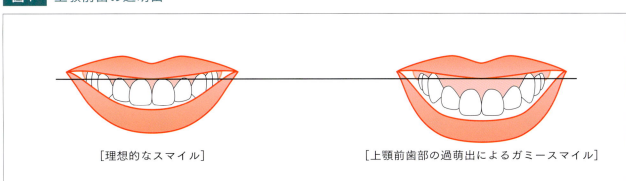

[理想的なスマイル]　　　　　　　　　　　　[上顎前歯部の過萌出によるガミースマイル]

図7a
図7b

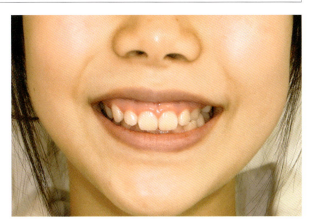

図7a,b 　上顎前歯のみが歯冠側へ過萌出し，歯肉が露出する．

図8　上顎前歯の叢生

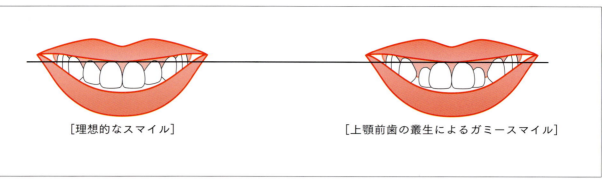

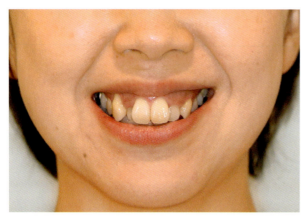

図 8 a, b　上顎前歯が舌側に異所萌出することにより歯肉ラインが下がり，部分的に歯肉の露出が起こる．

図9　萌出不全

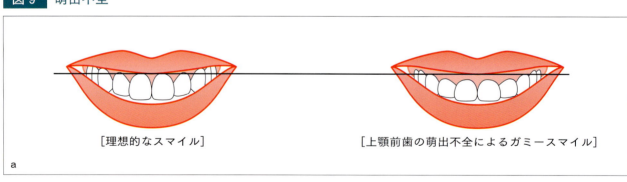

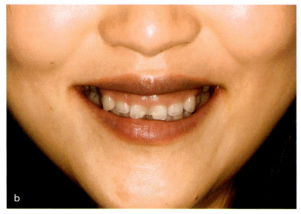

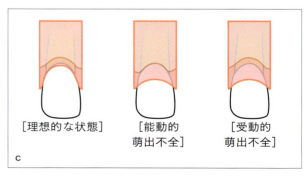

図 9 a〜c　萌出不全により歯肉ラインが下がり，歯肉の露出が起こる．

図10 短い歯冠長

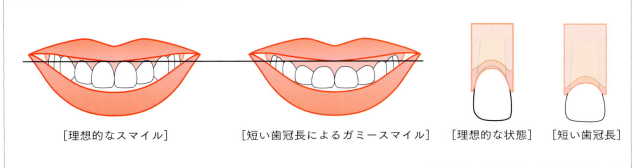

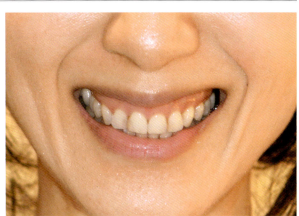

図10a, b　歯の垂直的歯冠長が短いと，相対的に歯肉の露出量が増え，歯肉の露出が起こる．

図11 咬耗による対処性の挺出

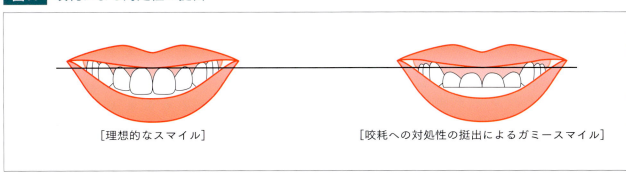

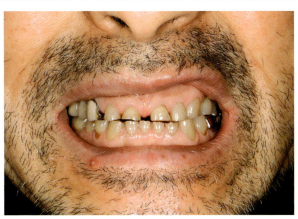

図11a, b　前歯切縁の咬耗により上顎前歯が挺出し，歯肉の露出が起こる．

4. ガミースマイルの分類と系統図

診断をするうえでわかりやすくするために，前述の要因を発生部位によって軟組織(口唇，歯肉)と，硬組織(骨，歯)に分類し，系統図で表した(図12).

軟組織における要因は，口唇と歯肉によるものに分けられる．口唇では上唇の過挙上と薄い上唇が，歯肉では歯肉増殖がガミースマイルの要因となりうる．硬組織における要因は，骨と歯によるものに分けられる．骨では上顎骨の垂直成分の増加(下降)と上顎骨の垂直成分の増加(前突)が，歯では上顎前歯の過萌出，上顎前歯の叢生，萌出不全，短い歯冠長，咬耗による対処性の挺出が要因となりうる．これらを系統図にすることで，視覚的にガミースマイルの要因を識別することができる(図13).

しかし，ここで重要なのは，前述のようにガミースマイルの要因は1症例につき1つではないということである．上顎骨の水平要素の成分の増加(前突)と歯肉増殖が併発している場合，あるいは上顎前歯の過萌出と上唇の過挙上が併発している場合など，1症例に複数の要因が絡み合うことが多い．そのため，1つの処置だけを行っても劇的には改善しないということが起こる．

つまり，各要因における診査を滞りなく行うことが重要であり，関係する要因

図12 ガミースマイルを構成する要因による分類と治療法

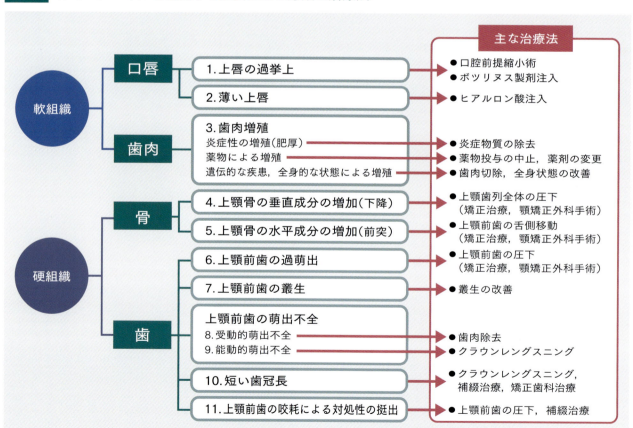

図12 構成する要因を発生部位別に分類し，主な治療法を列記することで要因に対する対処が明確化される．

図13 ガミースマイルを構成する要因の模式図

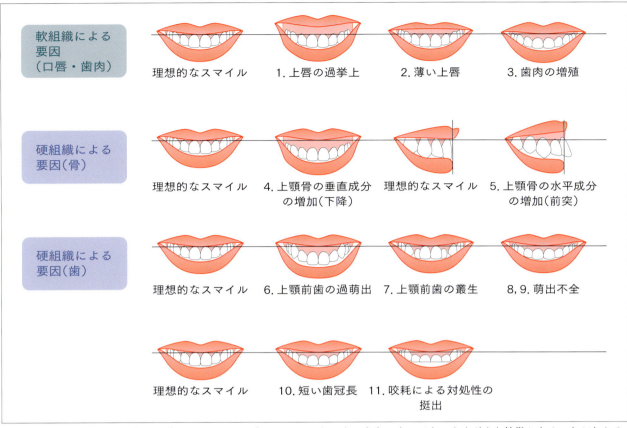

図13 要因別による特徴を模式図化したもの．同じ「ガミースマイル」といわれるものでも，さまざまな特徴があることがわかる．

を漏らすことなく診断し，適切な治療を選択することがガミースマイルを確実に改善するポイントとなる．

しかしながら，現在までガミースマイルにおける包括的な診断方法は確立されておらず，術者が歯肉や歯の位置などを局所的に診断し，治療しているのが現実である．一口腔一顔面単位での包括的に捉えた診断および治療法が必要である．

5. 診断のためのフローチャート（トリートメントマップ）

ガミースマイルの診断を滞りなく行うためには，必要な項目すべての診査を行わなければいけない．そこで，診断のためのフローチャートを作成した．このフローチャート（トリートメントマップ）は，次の3つのステップから成る．
1st check/Lip（口唇の診査）
2nd check/Teeth（歯と歯周組織の状態の診査）
3rd check/Smile（スマイル時の歯肉の露出の診査）
これらを順に行うことで，診査を滞りなく行うことができる．

ガミースマイルの診断のためのフローチャート

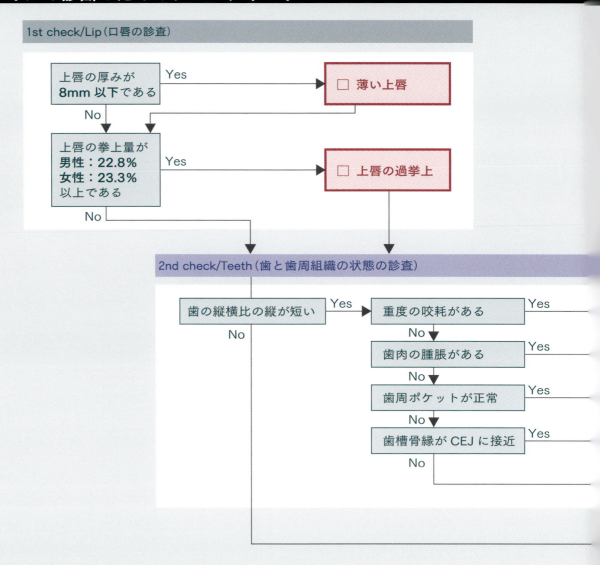

1st check/Lip（口唇の診査）
顔貌における上唇の厚み，挙上量を診査する．要因が併発している場合があるため，必ず2項目とも診査する．

2nd check/Teeth（歯と歯周組織の状態の診査）
口腔内を確認し，歯の形態，歯周組織の状態を診査する．歯の縦横比を診査し，縦が短い場合，その要因を診断していく．

3rd check/Smile（スマイル時の歯肉の露出の診査）
スマイル時の歯肉の露出部位を診査する．セファロや口腔内模型を用いて詳しく診断する．

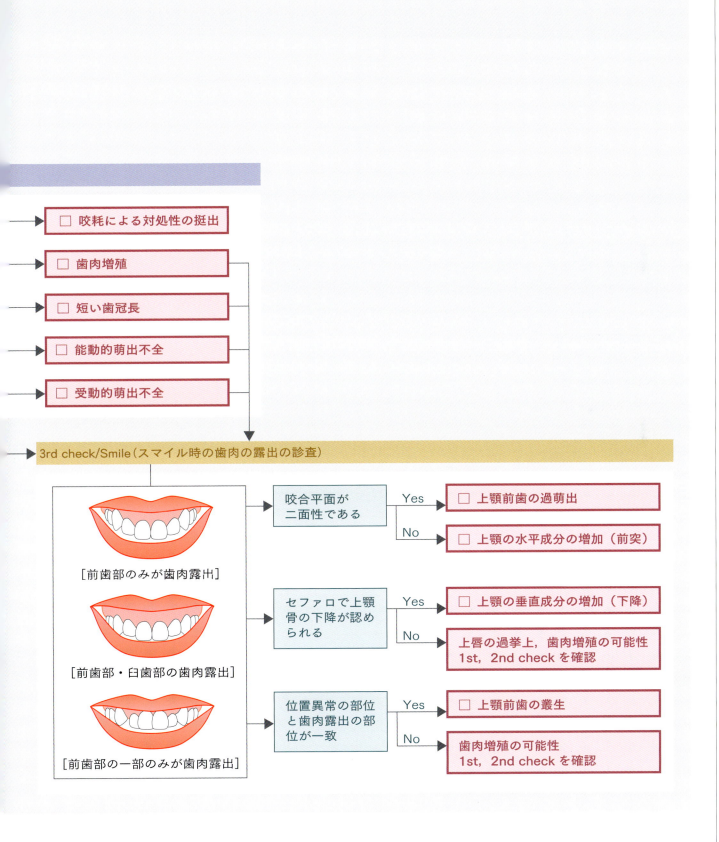

1st check/Lip（口唇の診査）

①上唇の厚みの診査
　上唇の厚みを計測する．日本人の上唇高径の平均値が8 mmのため，それ以下であれば薄い上唇と診断される．実際に上唇にメジャーを当て，計測する（図14b）．

②上唇の挙上量の診査
　上唇の過挙上は，鼻下点から上唇下縁までの距離をリラックスした状態と持続的な笑顔をつくったときの距離を比較し，その挙上量が男性で22.8%，女性で23.3%以上であれば，上唇の過挙上と診断される．実際に上唇にメジャーを当て計測し，算出する（図14c〜e）．

図14　1st check/Lip（口唇の診査）

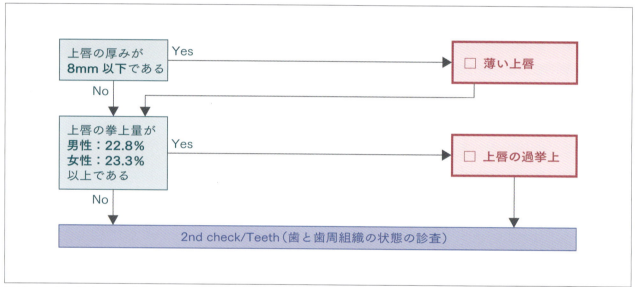

図14a　口唇の診査では，上唇の厚みと挙上量を確認する．

上唇の厚みの計測法

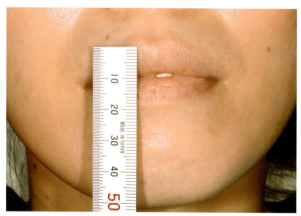

図14b　メジャーを上唇に当て，もっとも厚い部位を計測する．

上唇の過挙上の計測法

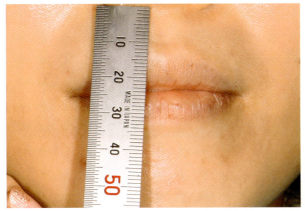

図14c メジャーを用いて，リラックス時の鼻下点から上唇下縁までの距離を計測する．

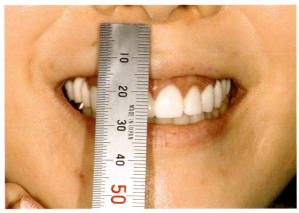

図14d 持続可能なスマイル時の鼻下点から上唇下縁までの距離を計測する．

図14e 式に代入し，計算する．

$$100 - \left(\frac{\text{持続可能なスマイル時の鼻下点から上唇下縁までの距離}}{\text{リラックス時の鼻下点から上唇下縁までの距離}} \times 100 \right) = \quad \%$$

2nd check/Teeth（歯と歯周組織の状態の診査）

①歯の縦横比の診査

歯の縦横比を計測し，縦が短い場合の要因を診査する．日本人の歯の縦横比の平均値は，表1のとおりである[16]．口腔内で直接計測，石膏模型もしくは口腔内スキャニングデータを用いて計測する（図15b, c）．

縦横比に問題がない場合は，3rd checkへと進む．

②咬耗の有無の診査

まずは，重度の咬耗の有無を確認する．咬耗により歯の歯冠長が短くなり，挺出が起こっていれば，咬耗の対処性の挺出が考えられる（図15d）．この場合，他の要因が該当しないため，3rd checkには進まない．

③歯肉の腫脹の診査

歯冠形態に問題がなければ，次は歯肉の状態を確認する．歯肉の腫脹があれば歯肉増殖が考えられる．視診で歯肉の状態を確認し，ポケット診査にてポケットの増加，出血を確認する（図15e）．

④ポケット診査

歯肉に腫脹がない場合には歯周ポケットを確認し，ポケット値が正常であれば，そもそもの歯冠長が短いと診断される．歯肉の腫脹がなく歯周ポケットが深い場合は，萌出不全が考えられる．この場合，ブラッシングが良好で健全な歯肉であれば，ポケットの増加が認められるが出血は認められない（図15e）．

図15 2nd check/Teeth（歯と歯周組織の状態の診査）

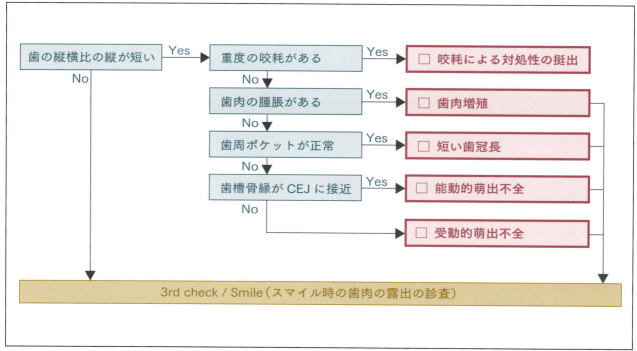

図15a 口腔内より歯の形態，歯周組織の状態を診査し，要因を特定していく．

表1 日本人の歯の縦横比の平均値

	平均的歯冠長	平均的歯冠幅	縦／横比
上顎中切歯	11.322	8.526	1.3 / 1
上顎側切歯	9.748	6.908	1.4 / 1
上顎犬歯	10.492	7.754	1.3 / 1

歯の縦横比の診査

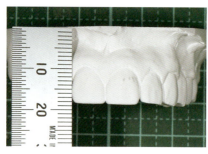
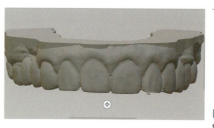

図15b 図15c

図15b, c　b：石膏模型を用いてメジャーで計測する．c：口腔内3Dデータを用いて計測する．

咬耗の確認　　　　歯周ポケットの測定

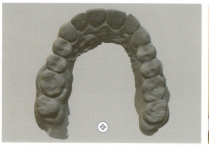
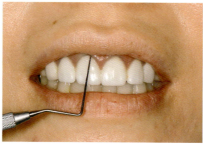

図15d 図15e

図15d　口腔内，もしくは石膏模型を用いて咬耗の有無を確認する．
図15e　視診にて歯肉の腫脹がないか確認し，ポケット探針を用いて歯周ポケット診査を行う．

⑤歯槽骨縁とセメント-エナメル境の診査

　萌出不全の場合，歯槽骨縁がセメント-エナメル境(Cement Enamel Junction：CEJ)に近接している場合を能動的萌出不全(altered active eruption)，歯槽骨縁がCEJと離れており十分な骨縁上組織付着(supracrestal attachment)がある場合は受動的萌出不全(altered passive eruption)と診断される．浸麻下にて，ポケット短針を用いてCEJと歯槽骨縁の位置関係を診査する．また，CTを用いて確認してもよい(図15f, g)．

セメント-エナメル境の診査

図15f｜図15g

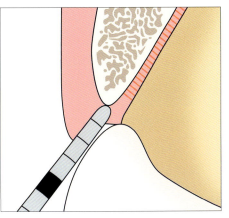 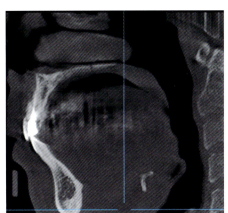

図15f　浸麻下にてポケット探針にてセメント-エナメル境から歯槽骨縁の位置を探る．
図15g　CTを用いてセメント-エナメル境から歯槽骨縁の位置を診査する．

3rd check/Smile(スマイル時の歯肉の露出の診査)

　スマイル時にどの部位の歯肉が露出しているのか，歯肉の露出状態を①前歯部のみの歯肉露出，②前歯部と臼歯部の歯肉露出，③前歯部の一部のみの歯肉露出３つのパターンに分類し，診査する．

①前歯部のみの歯肉露出

　前歯部のみが露出している場合は，上顎前歯の過萌出，上顎の水平方向の増加(前突)が考えられる．上顎前歯の過萌出は咬合平面が臼歯部と前歯部で二面性となるため，咬合平面の連続性を確認する．前歯部と臼歯部での二面性の咬合平面をもつ場合は，前歯部の過萌出と診断され，咬合平面が前歯部と臼歯部で連続性がある場合は上顎骨の水平成分の増加(前突)と診断される．また，側貌セファロエックス線規格写真(以下，セファロ)を併用し，診断を確定させる．上顎前歯の過萌出は，セファロ上の口蓋平面(palatal plane)から中切歯，第一大臼歯近心咬頭までの距離を計測し，平均値と比較する[17]．上顎骨の水平成分の増加(前突)は，SNA角，マクナラマ分析，CDS分析(▶知っておきたい基礎知識１，31ページ)などを用いて上顎骨の前後的位置の評価を行う．

②前歯部と臼歯部の歯肉露出

　前歯部と臼歯部の露出の場合は，上顎の垂直成分の増加(下降)か１st checkの上唇の過挙上，２nd checkの歯肉増殖が考えられるためセファロを用いて上顎の下降を診断する．セファロ上の口蓋平面(palatal plane)から中切歯切端，第一大臼

歯近心咬頭までの距離を計測し平均値と比較し，ともに数値が大きい場合は上顎の垂直成分の増加（下降）と診断する（図16b）．

③前歯部の一部のみが歯肉露出

前歯部の一部のみが露出している場合は，上顎前歯の叢生か歯肉増殖が考えられるため，歯の位置異常の部位と歯肉の露出部位が一致しているかを確認する（図16c〜e）．一致していた場合は叢生によるものと診断する．叢生部位と歯肉の露出部位が一致していない場合は，歯肉によるものを考慮し，2nd checkを再度確認する．両方の要因が併発していることもあるので，注意する．

図16 3rd check/Smile（スマイル時の歯肉の露出の診査）

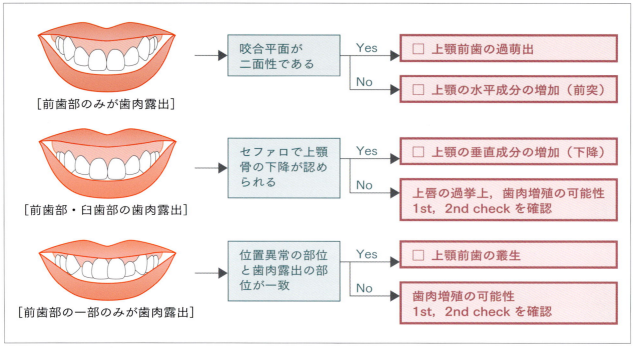

図16a 露出している部位の違いにより，要因を判別する．

セファロにおける上顎前歯，臼歯の上下的位置の診断

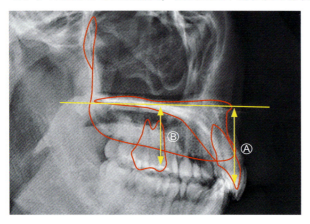

	口蓋平面to 中切歯切端	口蓋平面to 第一大臼歯近心咬頭
男性	平均29.2mm	平均24.4mm
女性	平均28.6mm	平均22.6mm

図16b 口蓋平面（palatal plane）から上顎中切歯切端（Ⓐ），上顎第一大臼歯近心咬頭（Ⓑ）までの距離を計測する．

歯肉露出部位と叢生部位の確認

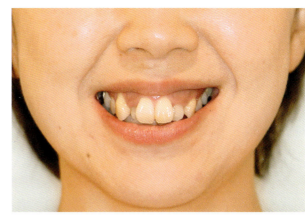

図16c　視診にて歯肉露出部位と叢生部位が同一か確認する．

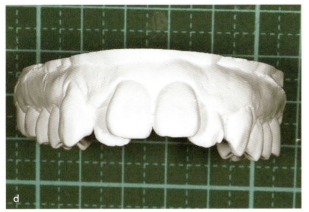
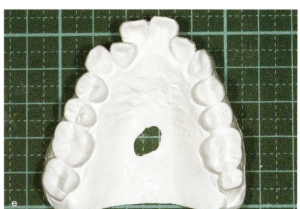

図16d, e　石膏模型にて叢生部位を確認する．

6. "美しいスマイル"とは何か？

　前述のフローチャートを使用することで，適切な治療法を選択するために必要なガミースマイルの要因の確定ができる．ここで，ガミースマイルを考えるために，魅力的な笑顔について考えてみたい．

1）審美的であるということと機能

　人は笑顔になる．そして，その笑顔はその人を魅力的にさせる．きれいな歯並び，健康な歯肉，バランスのとれた口唇，これらの調和がとれた場合にもっとも魅力的な笑顔となる．多くの人はこの魅力的な笑顔を求めて矯正歯科治療や審美歯科治療への扉をたたく．
　歯科治療の本質は機能の改善にあるが，治療する領域が"顔"という身体のなかでもっとも重要な審美領域にあることで，機能の改善に加え審美的な改善が要求される．矯正歯科治療はとくにその特色が強く，訪れる患者の多くは審美的改善を主訴とし，機能的な改善を求めて来院する患者は少ない．叢生の改善，上顎前突の改善，開咬の改善など，本来はより噛めるようになるために機能的な改善

を目的とするものであるが，患者側の要求の多くは審美的改善，つまり美しく魅力的な笑顔の獲得である．しかしながら，矯正医はその審美的な改善のみを行うのではなく，機能の改善を優先的に行わなければならない．これは医療行為としての大前提である．

では，機能的改善と審美的改善は別のものであるかというと，そうではない．機能の改善こそが，審美の改善につながる．これはひとえに，**"機能的に優れているものは美しい"**からである．早く走ることを追求した車のフォルム，正確に時を刻む時計の内部構造など，最高の機能を有する物を人は美しいと感じる．人の身体も同様であり，鍛え上げられたアスリートの身体を人はすべからく美しいと感じる．そして，その状態は健康体である．つまり，"人体における審美とは機能的で健康な状態である"といえる．

口腔内も同様であり，歯は美しく排列され，健康な歯周組織に維持され，機能的にしっかり噛むことができている状態を美しいと感じる．どんなに美しく排列されている歯列でも，多くのう蝕の存在，重度の歯肉腫脹があれば審美的とはいえない．この機能的かつ健康な状態でのスマイルがもっとも魅力的であり，この状態が末永く維持されることが理想といえる．

2）"美しいスマイル"に関する軟組織と硬組織の状態についての指標

では，具体的にどのような状態が理想的な機能を有する美しい状態といえるのか．口腔内における再建治療(reconstruction treatment)ともいえる矯正歯科治療の治療目標は，その1つの指標といえる．McLaughlinらは，矯正治療後の最適な目標として以下の8項目を挙げている[18]（図17）．これらの項目を達成しつつ，かつ審美的にも満足のいく状態が望ましい．

では，理想的なスマイルとはどのような状態なのか．MagneとBelserはスマイル時の審美評価項目に次の14項目を挙げている[19]（図18）．

また，Claudは著書「Fundamentals of Esthetics」で以下10項目のスマイルデザインコンセプトを挙げている[20]（図19）．

図17 矯正歯科治療のゴールにおける最適咬合（optimal occlusion）

1. 健康な顎関節
2. 健康な口腔周囲筋
3. 顔貌のバランスと調和
4. 正しい静的咬合
5. 正しい機能的咬合
6. 健康な歯周組織，歯に対する十分な骨のサポート
7. 気道の維持または改善
8. 治療結果の安定性

図17　矯正歯科治療における治療目標は，単に並べるだけではなく多くの項目を達成しなければならない．

図18 口腔周囲の審美を評価する要素

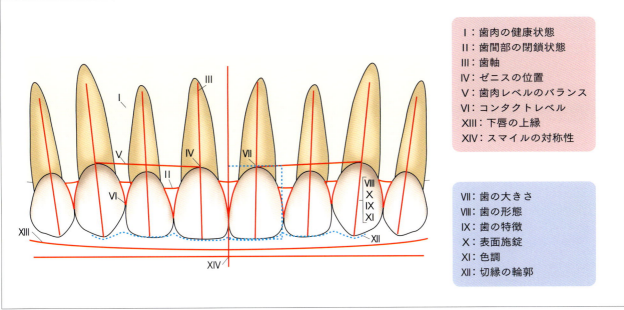

Ⅰ：歯肉の健康状態
Ⅱ：歯間部の閉鎖状態
Ⅲ：歯軸
Ⅳ：ゼニスの位置
Ⅴ：歯肉レベルのバランス
Ⅵ：コンタクトレベル
XIII：下唇の上縁
XIV：スマイルの対称性

Ⅶ：歯の大きさ
Ⅷ：歯の形態
Ⅸ：歯の特徴
Ⅹ：表面施錠
XI：色調
XII：切縁の輪郭

図18　要素は軟組織，硬組織に分類され，軟組織の要素が多いことに気づく．（参考文献21より改変引用）

図19 10項目のスマイルデザインコンセプト

1. Proportion of anterior teeth（前歯の形態）
2. Alignment of incisal edge（前歯切端の排列）
3. Inclination of the tooth axis（歯軸の傾斜角）
4. Contact points of maxillary anterior teeth（上顎前歯のコンタクトポイント）
5. Relationship of maxillary Incisal edge and the lower lip（前歯切端と下唇の関係）
6. Arch form（アーチフォーム）
7. Gradation of teeth（歯の色調）
8. Symmetry of gingival（歯肉の対称性）
9. Contour of gingival（歯肉の豊隆）
10. Occlusal height（咬合高径）

図19　多数の項目のバランスによってスマイルがデザインされる．

　一般的に顔貌に調和したスマイルには，①スマイルライン，②ジンジバルレベル，③歯冠の縦横比の調和が重要であるといわれる．スマイルラインとジンジバルレベルが整っていても，歯冠の縦横比に不調和があれば，美しいスマイルにはならず，スマイルラインと歯冠の縦横比が合っていてもジンジバルレベルが整っていないと美しいスマイルにはならない（図20）．これら3つの調和が美しいスマイルとなる条件といえる．

図20 スマイルライン，ジンジバルレベル，歯冠の縦横比の調和と不調和

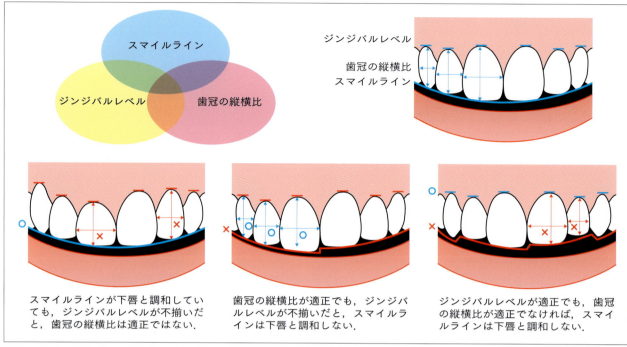

図20 スマイルライン，ジンジバルレベル，歯冠の縦横比，すべてのバランスが調和することで良好なスマイルとなる．（参考文献22より改変引用）

3）"美しいスマイル"に関する歯列の垂直的位置についての指標

　これまでに述べたものは，口腔内での軟組織と硬組織の理想的な状態であるが，これにさらに口腔周囲組織からの観点も重要となる．つまりスマイル的に整った歯列が顔のどの位置にどのようにあるのかを診なければならない．橋場は著書のなかで，「マクロ的視点で見たマクロエステティックが重要」と述べ，歯列の正中線，バッカルコリダー，上顎前歯切端と下唇の関係，グラデーション，歯列弓をマクロ的要素として挙げている[23]．

　これに加え，理想的なスマイルを構築する要素として，上唇の上下的位置を考慮する必要がある．なぜならば，上唇の上下的位置により，歯冠，歯肉の見え方が変わりスマイルの状態が変わるからである．上唇の位置が下方にある場合，笑った時の歯の見える量は少なくなり歯冠部に影ができ，暗いイメージのスマイルとなる．逆に上唇の上下的位置が高いと歯冠はしっかりと見えるが，歯肉の露出量も多くなり，いわゆるガミースマイルとなる．笑ったときの適切な歯と歯肉の露出量が，魅力的な笑顔の要素の1つといえる．

　一般的に，笑ったときに1～2mmの歯肉が露出する状態が正常といわれ，ある程度の露出は若々しくみられ魅力的であるが，過度の歯肉露出は魅力を損なうといわれている．Tjanらはスマイルラインをlow，average，highの3つに分類している[24]（図21）．上顎の前歯が完全に露出し，約1mmの歯肉の露出があるものを"pleasant smile（感じのよい笑顔）"と定義している．そして，歯肉の見える量が過

図21 スマイル時の歯肉の見え方

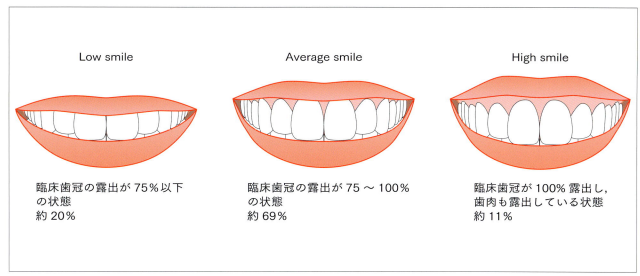

図21 スマイル時の歯肉の見え方によって，low smail, average smile, high smileの3つに分類される．（参考文献25より改変引用）

度に大きい場合に"ガミースマイル"とよんでいる．

　このように美しいスマイルは，さまざまな要因が調和することで成立する．逆に言えば，1つの要素でも満たされていなければ，人は不調和を感じてしまうかもしれない．前述のとおりガミースマイルには多数の要因があり，それらの要因が複数発生していることが多い．そのため，これらの要因を的確に診断し，適切な処置を行うことが確実な治療結果につながる．

　次章から軟組織および硬組織におけるガミースマイルの要因と，それに応じた治療法について説明していく．

知っておきたい基礎知識1：矯正歯科

CDS分析

　CDS分析とはセファロ分析法のひとつで，Craniofacial Drawing Standardの略である[26]．セファロ分析の平均値を基に平均的な側方セファロトレース像を作製し，これをテンプレートとし，患者のセファロトレースと重ねることで，その特徴を把握する分析法である．簡易的であり，視覚的に問題点を浮かび上がらせることができる．

　このテンプレートは成人が対象とされ，男女別に作製されている．患者のセファロトレースにテンプレートをFH平面に対して平行にN点を合わせて重ね，頭蓋骨，上下顎骨の垂直的位置，前後的位置，顔面側貌形態などを全体的に比較する．また，口蓋平面(palatal plane)とA点(point A)を合わせて上顎の形態や大きさ，上顎骨に対する上顎側切歯，第一大臼歯の位置を比較できる．同様に，下顎下縁平面(mandibular plane)とメントン(Me)を合わせて下顎骨の形態や大きさ，歯の位置を診断することができる(図A)．

　上顎骨の垂直成分の増加(下降)の診断には上顎骨のみの重ね合わせを用いる(図B)．前歯部，臼歯部ともに，テンプレートより下方に位置していれば上顎骨の垂直成分の増加(下降)と診断される．FH平面を基準に重ね合わせをして上顎骨が下方位にあったとしても，中顔面高の長さが長い場合があるので上顎骨のみを重ね合わせて診断する．

CDS 分析テンプレート

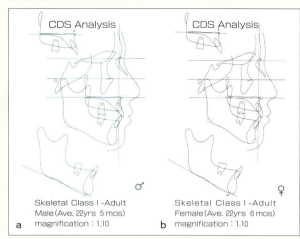

図A　男性用テンプレート(a)と女性用テンプレート(b)がある．テンプレートを患者のトレースにFH平面に対して平行に，ナジオン(N)を合わせて重ね合わせ診断する．

CDS 分析による上顎骨の重ね合わせ

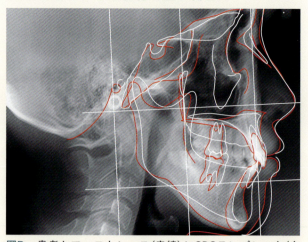

図B　患者セファロトレース(赤線)にCDSテンプレート(白線)を重ね合わせる．この患者は，上顎前歯・臼歯ともに歯冠側に位置し，上顎骨の垂直成分の増加(下降)と診断される．

[第1章]
参考文献

1. Tjan AH, Miller GD, The JG. Some esthetic factors in a smile. J Prosthet Dent. 1984 Jan;51(1):24-8.
2. Garber DA, Salama MA. The aesthetic smile: diagnosis and treatment. Periodontol 2000. 1996 Jun;11:18-28.
3. Jacobs PJ, Jacobs BP. Lip repositioning with reversible trial for the management of excessive gingival display: a case series. Int J Periodontics Restorative Dent. 2013 Mar-Apr;33(2):169-75.
4. Allen EP. Use of mucogingival surgical procedures to enhance esthetics. Dent Clin North Am. 1988 Apr;32(2):307-30.
5. Kokich VO Jr, Kiyak HA, Shapiro PA. Comparing the perception of dentists and lay people to altered dental esthetics. J Esthet Dent. 1999;11(6):311-24.
6. Kokich VO, Kokich VG, Kiyak HA. Perceptions of dental professionals and laypersons to altered dental esthetics: asymmetric and symmetric situations. Am J Orthod Dentofacial Orthop. 2006 Aug;130(2):141-51.
7. Hunt O, Johnston C, Hepper P, Burden D, Stevenson M. The influence of maxillary gingival exposure on dental attractiveness ratings. Eur J Orthod. 2002 Apr;24(2):199-204.
8. Pithon MM, Santos AM, Viana de Andrade AC, Santos EM, Couto FS, da Silva Coqueiro R. Perception of the esthetic impact of gingival smile on laypersons, dental professionals, and dental students. Oral Surg Oral Med Oral Pathol Oral Radiol. 2013 Apr;115(4):448-54.
9. Nanda R. 矯正歯科における審美とバイオメカニクス．臨床の先端的ストラテジー．東京：わかば出版，2007．
10. Diaspro A, Cavallini M, Piersini P, Sito G. Gummy Smile Treatment: Proposal for a Novel Corrective Technique and a Review of the Literature. Aesthet Surg J. 2018 Nov 12;38(12):1330-1338.
11. Dym H, Pierre R 2nd. Diagnosis and Treatment Approaches to a "Gummy Smile". Dent Clin North Am. 2020 Apr;64(2):341-349.
12. Ezquerra F, Berrazueta MJ, Ruiz-Capillas A, Arregui JS. New approach to the gummy smile. Plast Reconstr Surg. 1999 Sep;104(4):1143-50; discussion 1151-2.
13. Mostafa D. A successful management of sever gummy smile using gingivectomy and botulinum toxin injection: A case report. Int J Surg Case Rep. 2018;42:169-174.
14. Rosenblatt A, Simon Z. Lip repositioning for reduction of excessive gingival display: a clinical report. Int J Periodontics Restorative Dent. 2006 Oct;26(5):433-7.
15. Suber JS, Dinh TP, Prince MD, Smith PD. OnabotulinumtoxinA for the treatment of a "gummy smile". Aesthet Surg J. 2014 Mar;34(3):432-7.
16. 上条雍彦．日本人永久歯解剖学(第17版)．東京：アナトーム社，1962；229-30。
17. 菅原順二, 曽矢猛美, 川村仁, 金森吉成. 平均顔面頭蓋図形(CDS)を利用した顎顔面頭蓋の形態的分析：顎矯正外科症例への適用．日矯歯誌．1988; 47: 394-408.
18. Bennett JC, McLaughlin R. 矯正治療メカニクスの基本．東京：永末書店，2015.
19. Magne P, Belser U. Bonded porcelain restorations in the anterior dentition : a biomimetic approach. Chicago: Quintessence Pub Co, 2002.
20. Claud R. Fundamentals of Esthetics. Chicago: Quintessence Pub Co, 1990.
21. 築山鉄平．ガミースマイルに対する歯冠長延長術 Life Changing Dentistry. the Quintessence. 2019; 36(6): 32-52.
22. 土屋賢司, 山﨑治, 構義徳. 口唇と調和したジンジバルレベルのコントロール. 補綴臨床. 2013; 46(1): 8-31.
23. 橋場千織. スマイルデザインコンセプト. 東京：臨床出版, 2022.
24. Tjan AH, Miller GD, The JG. Some esthetic factors in a smile. J Prosthet Dent. 1984 Jan;51(1):24-8.
25. 藤林晃一郎. ガミースマイルに対するアプローチ診断からテクニックの実際まで. the Quintessence. 2021; 40(9): 60-75.
26. 菅原準二, 曽矢猛美, 川村仁, 金森吉成. 平均顔面頭蓋図形(CDS)を利用した顎顔面頭蓋の形態分析 顎矯正外科症例への適用．日矯歯誌．1988; 47(6): 398-408.

第 2 章

軟組織における
ガミースマイルの
要因と治療法

Introduction

軟組織におけるガミースマイルの要因は，口唇と歯肉に区分される．ここでは，
口唇，歯肉それぞれの要因について掘り下げていく．

要因

1. 上唇の過挙上

2. 薄い上唇

3. 歯肉の増殖

1．口唇による要因と治療法

口唇によるガミースマイルの要因は 2 つ挙げられる．
・上唇の過挙上(hypermobile lip, hypermobility)
・薄い上唇(short upper lip)

1）上唇の過挙上(hypermobile lip, hypermobility)

笑ったときに上唇は挙上する．その挙上量が通常より大きいとガミースマイルとなる(図1，2)．

笑ったときに上唇を上方へ挙上する筋肉は上唇挙筋，小頰骨筋，口角挙筋，側方へ拡げる筋肉は大頰骨筋と笑筋であり，上唇を挙上する筋のなかでもっとも大きく関与するのが上唇挙筋である．上唇挙筋が強い収縮力を示すと，上唇の過挙上によるガミースマイルとなる．

上唇が挙上する際，鼻下点から上唇下点の長さは縮小する．その長さは人によって異なる．Garberら[1]は，笑ったとき正常な場合では上唇は 6 ～ 8 mm挙上し，上唇の過挙上が認められる場合はその1.5～2.0倍挙上すると述べている．また，David M. Sarrverは米国矯正歯科学会のeducation video "THE GUMMY SMILE" のなかで，リラックス時の長さ(図3a)と持続可能なスマイル(sustainable smile) 時の長さ(図3b)を測定してその差の比率を比較したところ，挙上率の平均は男性で22.8%，女性で23.3%であり，それ以上であれば上唇の過挙上といえると述べている．挙上率が高い場合は，持続可能なスマイルでガミースマイルでなくとも，突発的に大きく笑う(unexpected smile)とガミースマイルとなる(図3c)．

1）－1 診断方法

リラックス時と持続可能なスマイル時の鼻下点から，上口唇下縁までの距離をノギスなどで実測する．持続可能なスマイル時の値をリラックス時の値で割った値を100から差し引いた値が平均値(男性：22.8%，女性：23.3%)以上だと，上唇の過挙上といえる(図3d)．

1）－2 治療方法

a．口唇移動術(lip repositioning)
b．ボツリヌス療法(botulinum toxin injection)

1）－2－a 口唇移動術(lip repositioning)

口唇移動術は，挙上筋の引き上げを制限することによって歯肉の露出量を減らす外科的方法の 1 つである[2]．上顎の口唇前庭から粘膜を帯状に取り除き，歯肉側粘膜と口唇側粘膜を縫合し，口腔前庭距離を縮小させ筋肉の引き上げを制限することでガミースマイルを改善する方法である(図4)．比較的簡便な術式でできることが利点ではあるが，術後の挙上量の予測がつきにくい，瘢痕化する，な

図1 上唇の過挙上によるガミースマイルの模式図

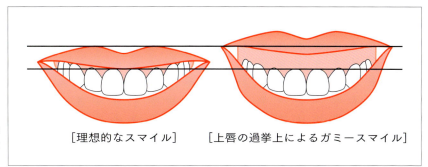

図1 上顎前歯の位置，歯肉に問題はない．上唇が通常よりも挙上されることにより，ガミースマイルとなる．

[理想的なスマイル]　　[上唇の過挙上によるガミースマイル]

図2 上唇の過挙上によるガミースマイル

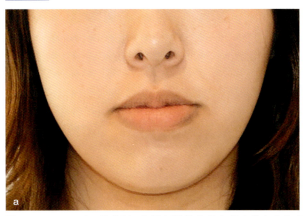 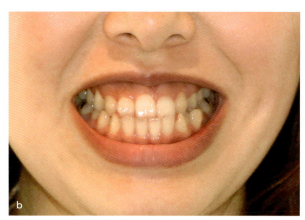

図2a, b　スマイル時(b)に上唇が通常よりも多く挙上されることで，ガミースマイルとなる．

図3 「上唇の過挙上」といえる状態とは

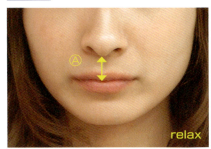 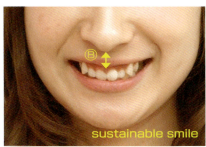 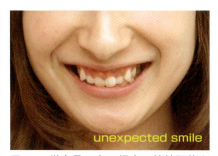

図3a　リラックス時の鼻下点から上唇下縁までの距離(Ⓐ)を計測する．

図3b　持続可能なスマイル時の鼻下点から上唇下縁までの距離(Ⓑ)を計測する．

図3c　挙上量が多い場合，持続可能なスマイル時に歯肉の露出が少なくても，突発的なスマイル時にガミースマイルとなる．

$$100 - \left(\frac{\text{持続可能なスマイル時の鼻下点から上唇下縁までの距離}}{\text{リラックス時の鼻下点から上唇下縁までの距離}} \times 100 \right) = \quad \%$$

図3d　上唇挙上量の計算式．

どのリスクがある．また，術前に粘膜切除をせずに口唇粘膜と歯槽粘膜の縫合を行い，切除範囲や挙上量などを確認する可逆的口唇移動術を行う場合もある[3]（▶症例2参照，86ページ）．

近年では，より上唇の挙上量を少なくするために，上唇を挙上する筋のなかでもっとも大きく関与する上唇挙筋の部分切除を併用した術式も用いられている[4]．上唇挙筋は，眼窩下縁と眼窩下孔の間を起始部とし，上唇皮膚に停止する筋である（図5）．Miskinyar[4]は上唇挙筋の部分切除を行う場合の合併症として，上唇部の知覚麻痺，挙上量の再発を挙げている．再発に関しては，上唇挙筋の切除量が1cm以下であると起こりやすいとし，1cm以上の切除を推奨している．

Tawfikら[5]によるシステマティックレビューでは，口唇移動術では3.4mmの上唇の位置の改善が認められると結論づけている．また，Ardakaniら[6]による筋切除を併用した場合と単独で口唇移動術を行った場合のシステマティックレビューでは，筋切除を行ったほうがより患者満足度が高いと報告されている．

図4　口唇移動術の模式図

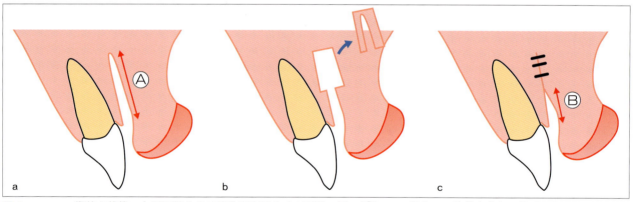

図4 a〜c　a：術前の状態．上唇下縁より口腔前庭底部までの距離が長い（Ⓐ）．b：術中．口腔前庭底部の粘膜を帯状に切除し，口唇部と歯槽堤部の粘膜を縫合する．c：術後の状態．口唇部と歯槽堤部の粘膜が縫合され，口唇と口腔前庭底部までの距離が短くなる（Ⓑ）ことで上唇の挙上量が制限される．

図5　口腔周囲筋の模式図

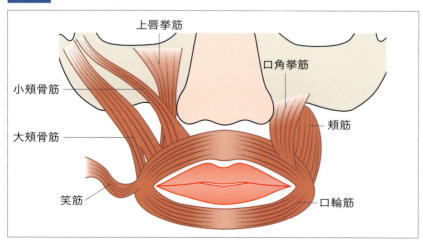

図5　口唇移動術では，上唇挙筋の切除を併用する．ボツリヌス療法では，ターゲットとなる筋に注入する．

1）-2-b ボツリヌス療法(botulinum toxin injection)

　ボツリヌス療法とは，ボツリヌス菌から生成される，たんぱく質を成分とするボツリヌストキシンとよばれる薬剤を筋肉内に注入することにより，末梢の神経筋接合部における神経終末内でのアセチルコリン放出を抑制して神経筋伝達を阻害し，筋弛緩作用を示すことにより筋の緊張を抑制させる療法である(図6)．医科では痙攣，痙縮の改善などに使用されている．神経筋伝達を阻害された神経は，軸索側部からの神経枝の新生により数か月後には再開通し，筋弛緩作用は消退するため(図7)，1回の作用期間は通常4～6か月である．効果を持続させるためには，数か月おきに複数回の注入が必要といわれている．

　また，ボツリヌストキシンはコリン作動性神経，汗腺の接合部において神経終末内でアセチルコリン放出抑制により神経伝達を抑制することから，コリン作動

図6　ボツリヌス療法の作用機序

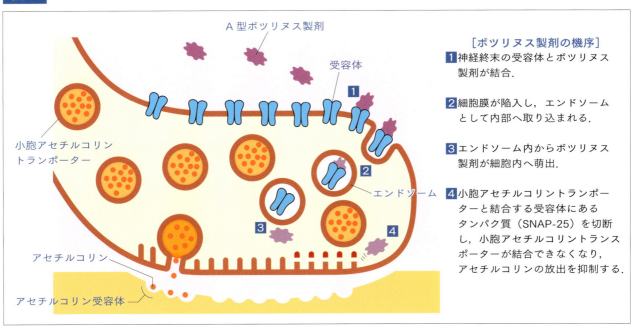

図6　通常，脳からの伝達によって生成されたアセチルコリンは小胞として神経終末へ送られる．神経終末部へ到達すると，アセチルコリンは開口放出され，筋肉組織内のアセチルコリン受容体と結合することで脱分極が起こり，筋収縮が行われる．ボツリヌス療法では，ボツリヌス製剤を注入することでアセチルコリンの放出を抑制する．

図7　軸索側部からの神経枝の新生

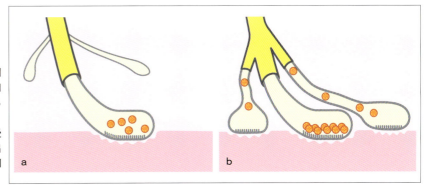

図7 a, b　神経伝達が行われないと軸索側部か神経枝が新生され，神経伝達が再開される．a：アセチルコリンが放出されると神経発芽が起こり，側枝が形成される．b：側枝が伸び筋肉組織に達し，新たに受容体が形成され，アセチルコリンの放出が行われる．本枝の機能が回復すると側枝は退縮する．

性神経に支配されているエクリル汗腺を制御し，発汗を抑制する作用もあるため，多汗症の治療にも用いられる．

歯科においては，咬筋に注入し，歯ぎしりやくいしばりなどのパラファンクションの改善にも用いられる．ガミースマイルの治療では，上唇挙筋に注入することで笑ったときの上唇の挙上を制限し，良好な結果を得ている[7]．上唇挙筋の場合，通常4～6か月ほどで効果は減少，衰退していくが，定期的な注入によって効果が持続する．また，左右の筋に対する効果に差がある場合，口角の挙上に左右差がでることもあるなどの副作用も考えられる．

実際の方法

A型ボツリヌス製剤を生理食塩水で溶解する．作用を狭い部位に限局させたい場合は濃度を高く，筋内に拡散させたい場合は濃度が低くなるよう希釈する．

ガミースマイル改善のためには，主に上唇挙筋をターゲットに注入する（図8）．神経筋接合部が作用点として効果を発揮するため，終板領域に注射するのがもっとも効果的である．過緊張を生じている場合は，数か所に分けて注射する．表面麻酔を行い，22～27ゲージの注射針を用い注入する．注射後1～2週間ほどで筋収縮が抑制され筋弛緩作用を示す．効果は個人差が大きいため，少量から開始し，徐々に増量する．効果の持続期間は4～6か月程度で，注入を繰り返すことによって効果の持続期間が延長することが多い．

Rasteauら[8]によるシステマティックレビューでは，注入部位は上唇挙筋，上頬骨筋，大頬骨筋，眼輪筋と標的はさまざまではあるが，平均24.85～99.65％の範囲で改善されており，効果は12～36週間持続したと述べている．有害事象が報告されてはいるが，いずれも軽度かつ一過性であり，ボツリヌス療法によるガミースマイルの治療は，効果的，安全，迅速，低侵襲，可逆的であると結論づけている．

また，上唇の挙上量は経年的に減少していくとの報告もあり[8]，上唇の過挙上に対する処置には十分な考慮が必要である[9]（表1）．

図8 ガミースマイル改善のためのボツリヌストキシン刺入点

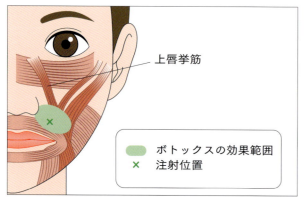

図8 上唇挙筋の終板領域を目指して注入する．

表1 上唇の挙上量の経年変化

年齢	上顎前歯の露出量 (mm)	下顎前歯の露出量 (mm)
30以下	3.4	0.5
30～40	1.6	0.8
40～50	1.0	2.0
50～60	0.5	2.5
60以上	0.0	3.0

2) 薄い上唇(short upper lip)

　上唇が過度に薄い場合，笑ったときの挙上量が通常と変わらなくても，唇が薄い分，歯肉が露出しガミースマイルとなる(図9, 10)．上唇は全体的に薄くなるため，前歯部から臼歯部において歯肉の露出が認められる．

2)－1 診断方法

　上口唇上縁と口唇接合点の距離を計測し，平均値と比較する．日本人の平均値は上唇で8mm，下唇で10mm，上唇対下唇の比率は1：1.3〜1.5が魅力的な比率ともいわれている．口唇は，上下とも経年的に薄くなる傾向があるので考慮する[10]．

2)－2 治療方法

a．ヒアルロン酸注入
b．Le Fort I型骨切り術後の縫合

2)－2－a ヒアルロン酸注入

　赤唇は，角層・重層扁平上皮と真皮から成る三層構造である．真皮は重層扁平上皮に比べて約5倍の厚みがあり，赤唇の高さや厚みを維持している．そのなかでも，三次元的な構造を維持し，剛性を担う主要構造は弾性線維である．弾性繊維は反跳力をもつ性質から，弾力性への寄与が大きいと考えられている．また，

図9 薄い上唇によるガミースマイルの模式図

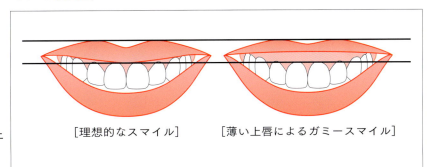

[理想的なスマイル]　　　[薄い上唇によるガミースマイル]

図9　上顎前歯の位置に問題はない．上唇の挙上量は同じでも，上唇が薄い分，歯肉が露出されガミースマイルとなる．

図10 薄い上唇によるガミースマイル

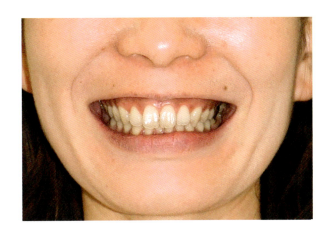

図10　上唇が薄いことで，挙上量は大きくなくてもガミースマイルとなる．

図11 Le Fort I 型骨切り術後に上唇のボリュームを増やす縫合法

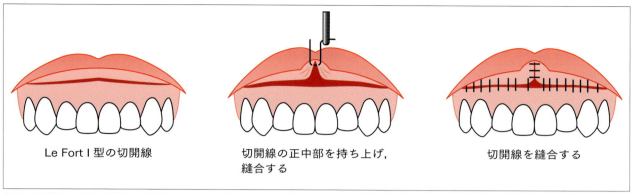

Le Fort I 型の切開線　　切開線の正中部を持ち上げ，縫合する　　切開線を縫合する

図11　通常は水平に切開した部分をそのまま縫合するが，上顎骨の移動により余裕のできた粘膜を正中部に引き挙げながら逆Tの字に縫合することで，上唇の厚みを増やすことができる．

それら構造体の隙間の間質成分として，グリコサミノグリカンとヒアルロン酸が存在する．ヒアルロン酸は多くの水を包含でき，高い粘性を有する性質から体積と粘性の両方に影響を及ぼす可能性が示唆されている．

そのヒアルロン酸を口唇皮下に注入することによって組織内容積が大きくなり，口唇が三次元的に膨れ，薄い口唇が厚みをもった形となりガミースマイルが改善される．この効果は通常3〜6か月で減衰する．

2）-2-b Le Fort I 型骨切り術後の縫合

もし患者が顎矯正手術のLe Fort I 型骨切り術を受ける場合は，術後の縫合の仕方を変えることで薄い上唇の垂直成分のボリュームを増やすことができる（図11）．水平的な切開線の中央部を10mmほど縦に縫合することで，寄せられた粘膜のボリュームによって上唇の高さが増し，薄い上唇が改善される[11]．

2．歯肉による要因と治療法

歯肉が増殖することによって，ガミースマイルの原因となる場合がある（図12, 13）．歯肉増殖症および歯肉肥大である．増殖，過形成は細胞数の増加を指し，肥大は個々の細胞のサイズの増加を指す．これらの鑑別診断は組織臨床検査によって成されるが，診断が煩雑なため歯肉増殖症とまとめられることが多い．ここでは，歯肉増殖症として統一する．歯肉増殖症は，原因に応じて3つに分類される．

・炎症性の増殖（肥厚）
・薬物による増殖
・遺伝的疾患による増殖

歯肉の増殖によって歯頸線が切端側へ移動するため，通常，臨床的歯冠長が短くなる．露出する歯肉は歯肉増殖をしている部位となるため，前歯部に限局する場合や，臼歯部まで及ぶ場合とさまざまである．

図12　歯肉増殖によるガミースマイルの模式図

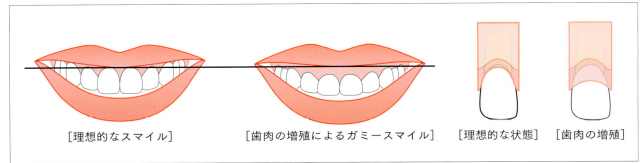

[理想的なスマイル]　　[歯肉の増殖によるガミースマイル]　　[理想的な状態]　[歯肉の増殖]

図12　歯肉が何らかの原因により増殖し，ガミースマイルとなる．上唇と歯の位置に問題はなく，骨のレベルも通常．歯肉のみが増殖している．

図13　歯肉増殖によるガミースマイル

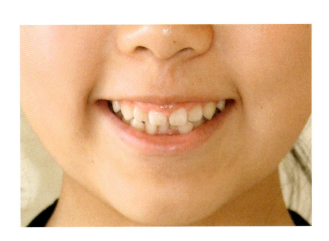

図13　歯肉が増殖し，歯頸線が下がることでガミースマイルとなる．

1）炎症性の増殖（肥厚）

　もっとも一般的な原因は，慢性炎症性歯肉増殖症である．細菌性プラークの長期暴露によって引き起こされる組織浮腫や，感染性細胞浸潤によって引き起こされる．この場合，スケーリングやルートプレーニングなどの従来の歯周治療で治療される．また，口唇閉鎖不全，口呼吸による歯肉表面の脱水による刺激で起こる場合や，不適切な修復物，歯科矯正器具などによる物理的刺激によっても起こる（図13）．

1）−1　診断方法

　歯周ポケット診査を行う．炎症性増殖の場合はポケットの増加，出血をともなう．その他，口呼吸など，炎症を引き起こす原因を診断する．

1）−2　治療方法

炎症物質の除去

　炎症に対する処置を行う．感染が原因の場合は感染の除去を行い，ブラッシング指導を含めたメインテナンスを行っていく．口呼吸が原因の場合はその原因を耳鼻科領域も含めて診断し，耳鼻科医と連携をとって改善する．上顎前歯が唇側

に位置していることで口唇閉鎖不全による口呼吸になっている場合は，矯正歯科治療で前歯の位置を舌側に移動させ，口唇が楽に閉鎖できる環境にすることで歯肉の炎症は改善する．

2) 薬物による増殖

薬物誘発性歯肉増殖症(DIGO：drug-induced gingival overgrowth)といわれ，フェニトイン(PHT)によるもの，ニフェジピン(NF)などのカルシウム拮抗剤によるもの，免疫抑制剤シクロスポリンA(CsA)によるものの3つに大別される．多くの場合，投与3か月ほどで歯肉増殖が発症する．発症頻度はPHTで50％，NFで30％，CsAで20％といわれている[12]．

PHTによる増殖は前歯部に好発するが，カルシウム拮抗剤では前歯部に限らず炎症の強い部位に好発する．また，プラーク指数の高い部位に増殖の発現が高いことも示されている[13～16]．上顎前歯部に重度の歯肉増殖が起こるとガミースマイルとなることがある(図14)．

薬物変更による歯肉増殖の治療効果は明らかにされているが，疾患によっては薬物変更が困難な場合もある．口腔衛生に注意を払うことで症状を軽減できることが多いため，まずは歯周初期治療を行い，その後，歯肉増殖が残存する場合は，可能であれば薬物の変更を進言することが望まれる．

2)－1 診断方法

問診により，服用している薬物を特定する．

2)－2 治療方法

a．歯周初期治療
b．投与薬物の変更

特定薬物の投与を中止すると改善されることが多いため，投与薬物の変更などを内科医と検討する．

図14 薬物による歯肉増殖

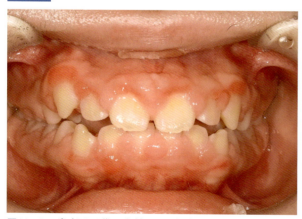
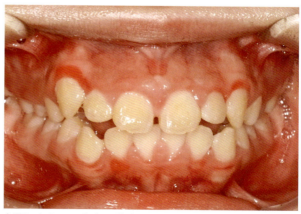

図14a, b　患者は10代の女性．a：免疫抑制剤を数年にわたり服用．全顎にわたって歯肉の増殖が認められる．b：免疫抑制剤投与を中止3か月後．歯肉の増殖が回復している．(症例提供：日本大学松戸歯学部歯科矯正学教室・疋田拓史氏)

3）遺伝的な疾患・全身的な状態による増殖

ある種の全身性疾患や，全身的な状態によって歯肉増殖症を起こす場合がある（図15）．疾患としては歯肉線維腫症，白血病などが挙げられる．また，全身状態としては妊娠，思春期，ビタミンC欠乏症などによって歯肉の増殖が起こる場合もあるが，これらの全身状態でガミースマイルになるほどの歯肉増殖となることは稀である．

3）−1 診断方法
問診により，全身的疾患・状態を診断する．

3）−2 治療方法

歯肉切除
歯肉線維腫症の場合は歯肉切除を行う．その他の全身性の状態（妊娠など）は口腔内の衛生管理を行いつつ，状態の改善を図る．

他にも歯肉増殖が起こる原因として，腫瘍性拡大などの多発血管炎性肉芽腫症，悪性新生物，線維腫，乳頭腫，巨細胞肉芽腫などの良性腫瘍によって起こる場合があるが，これらが原因でガミースマイルになることは稀である．

図15 遺伝性歯肉線維腫症による歯肉増殖

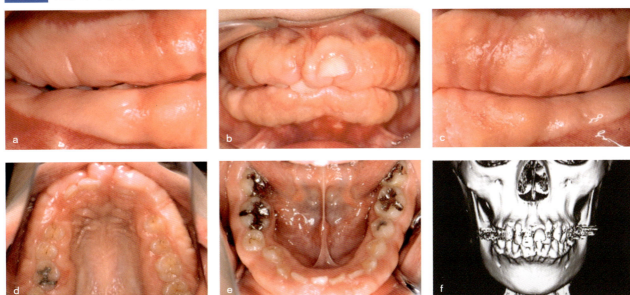

図15a〜f　遺伝性歯肉腺維腫症により，上下顎とも全顎にわたる歯肉の増殖が認められる（a〜e）．CT画像では，骨の増生は認められない（f）．（参考文献17より転載）

[第2章]

参考文献

1. Garber DA, Salama MA. The aesthetic smile: diagnosis and treatment. Periodontol 2000. 1996 Jun; 11:18-28.

2. Rubinstein AM, Kostianovsky AS. Cirugia estetica de la malformacion de la sonrisa. Pren Med Argent. 1973; 60: 952.

3. Jacobs PJ, Jacobs BP. Lip repositioning with reversible trial for the management of excessive gingival display: a case series. Int J Periodontics Restorative Dent. 2013 Mar-Apr; 33(2): 169-75.

4. Miskinyar SA. A new method for correcting a gummy smile. Plast Reconstr Surg. 1983 Sep; 72(3): 397-400.

5. Tawfik OK, El-Nahass HE, Shipman P, Looney SW, Cutler CW, Brunner M. Lip repositioning for the treatment of excess gingival display: A systematic review. J Esthet Restor Dent. 2018 Mar; 30(2): 101-12.

6. Ardakani MT, Moscowchi A, Valian NK, Zakerzadeh E. Lip repositioning with or without myotomy: a systematic review. J Korean Assoc Oral Maxillofac Surg. 2021 Feb 28; 47(1): 3 -14.

7. Polo M. Botulinum toxin type A in the treatment of excessive gingival display. Am J Orthod Dentofacial Orthop. 2005 Feb;127(2):214-8 ; quiz 261.

8. Rasteau S, Savoldelli C, Winter C, Lerhe B, Castillo L, Kestemont P. Botulinum toxin type A for the treatment of excessive gingival display - A systematic review. J Stomatol Oral Maxillofac Surg. 2022 Nov; 123(6): e717-e723.

9. Vig RG, Brundo GC. The kinetics of anterior tooth display. J Prosthet Dent. 1978 May; 39(5): 502-4.

10. Yasumori H, Tamura E, Tsukahara K, Inoue Y, Yamamoto T. Age-Related Changes in Lip Morphological Characteristics in Japanese Women. J. Soc. Cosmet. Chem. Japan 2019; 53(4): 287-96.

11. Peled M, Ardekian L, Krausz AA, Aizenbud D. Comparing the effects of V-Y advancement versus simple closure on upper lip aesthetics after Le Fort I advancement. J Oral Maxillofac Surg. 2004 Mar; 62(3): 315-9.

12. Ellis JS, Seymour RA, Steele JG, Robertson P, Butler TJ, Thomason JM. Prevalence of gingival overgrowth induced by calcium channel blockers: a community-based study. J Periodontol. 1999 Jan; 70(1): 63-7.

13. Barclay S, Thomason JM, Idle JR, Seymour RA. The incidence and severity of nifedipine-induced gingival overgrowth. J Clin Periodontol. 1992 May; 19(5): 311-4.

14. Nery EB, Edson RG, Lee KK, Pruthi VK, Watson J. Prevalence of nifedipine-induced gingival hyperplasia. J Periodontol. 1995 Jul; 66(7): 572-8.

15. 伊藤公一. 薬物性歯肉増殖症の治療と現状. 歯薬物誌 2008; 27(2): 68-78.

16. 尾崎幸生, 吉村篤利. カルシウム拮抗剤性歯肉増殖症の基礎と臨床. 日歯周誌. 2 -21; 63(2): 37-46.

17. 亀井英彦, 稲垣幸司, 祖父江尊範, 横井共, 中山敦史, 吉田憲司, 岩田敏男, 酒井直子, 栗田賢一, 後藤滋巳, 野口俊英, 三谷章雄. 姉弟に発症した遺伝性歯肉線維腫症に対する包括的治療報告. 日歯周誌. 2016; 58(3): 125-36.

第 3 章

硬組織における
ガミースマイルの要因と
治療法1

Introduction

ガミースマイルを引き起こす要因のうち硬組織によるものは骨と歯であるが,
ここでは骨における要因について解説していく.

要因

4. 上顎骨の垂直成分の増加（下降）

5. 上顎骨の水平成分の増加（前突）

1. 骨における要因と治療法

骨におけるガミースマイルの要因としては、以下の2つが挙げられる.

・上顎骨の垂直成分の増加(下降／vertical excess)
・上顎骨の水平成分の増加(前突／horizontal excess)

1) 上顎骨の垂直成分の増加(下降／vertical excess)

上顎骨が垂直方向に長いことによって，ガミースマイルとなる(図1). 垂直成分の増加は上顎骨の下方への成長量が増加し，前歯部・臼歯部ともに下降して上顎歯列全体が下方に位置し，前歯部だけではなく上顎歯列全体における歯肉の露出が増える. 側方頭部エックス線規格写真(セファロ)で確認すると，口蓋上部(口蓋平面：palatal plane)と歯列(咬合平面)との距離が前歯部，臼歯部ともに長くなる. スマイル時の所見としては，歯肉の露出が前歯部のみでなく臼歯部まで延長し，上顎すべての歯肉が見えることが挙げられる(図2).

1)－1 診断方法

顔貌所見としては，上顎前歯部から臼歯部にかけた歯肉の露出が認められる. 確定診断にはセファロを用いる. セファロ上の上顎骨の前鼻棘(ANS)と後鼻棘(PNS)を結んだ線を口蓋平面(palatal plane)という. この口蓋平面から上顎前歯切端までの垂線の長さ，同様に上顎第一大臼歯近心咬頭までの垂線の長さを計測し，平均値と比較する. 前歯部，臼歯部ともに数値が大きい場合は，上顎骨の垂直成分の増加(下降)と診断される(図3). 男性の平均値は前歯部で29.2mm，臼歯部で24.4mm，女性の平均値は前歯部で28.6mm，臼歯部で22.6mmである(表1)[1]. 前歯部の数値が大きく，臼歯部の数値は通常の値の場合は，後述の上顎前歯の過萌出が疑われる. また，CDS分析を用いて上顎骨を重ね合わせて垂直的形態を比較してもよい[1](▶知っておきたい基礎知識1参照，31ページ).

1)－2 治療方法

上顎骨の垂直成分の増加(下降)に対する治療法は，上顎骨の垂直成分を減らすことである. 上顎前歯部の歯肉の露出があるからといって，上顎前歯部のみを圧下すると，前歯部の開咬状態となるため，前歯部と臼歯部の全体的な圧下が必要になる. そのための治療法としては，以下の2つが適応となる.

a. 顎矯正外科手術による上顎歯列の圧下
b. 歯科矯正用アンカースクリューによる上顎歯列の圧下

| 図1 | 上顎骨の垂直成分の増加（下降）によるガミースマイルの模式図 |

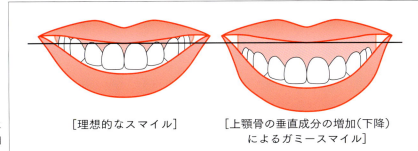

[理想的なスマイル]　　　[上顎骨の垂直成分の増加（下降）によるガミースマイル]

図1　上顎歯列自体が下降していることによってガミースマイルとなる．前歯部，臼歯部ともに歯肉の露出が認められる．

| 図2 | 上顎骨の垂直成分の増加（下降）によるガミースマイル |

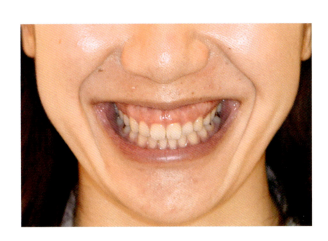

図2　上顎前歯部から臼歯部にわたり，歯肉の露出が認められる．

| 図3 | 上顎の垂直成分の計測方法 |

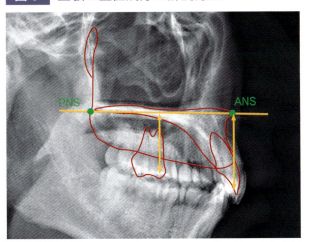

| 表1 | 口蓋平面から上顎中切歯端，第一大臼歯近心咬頭までの平均的距離 |

	口蓋平面 to 中切歯切端	口蓋平面 to 第一大臼歯近心咬頭
男性	29.2mm	24.4mm
女性	28.6mm	22.6mm

図3　口蓋平面から上顎中切歯までの距離，第一大臼歯近心咬頭までの距離を計測する．赤い線は，CDS分析による平均的な上顎骨のトレースを口蓋平面で重ね合わせたもの．

第3章　硬組織におけるガミースマイルの要因と治療法1

図4 顎矯正外科手術による上顎圧下の模式図

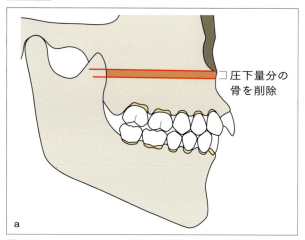 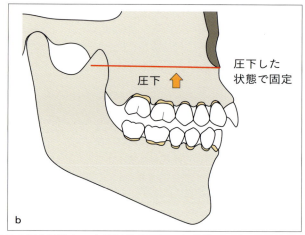

図4 a, b　a：Le Fort I型骨切り線で上顎骨を離断する．b：圧下量分の骨を削除し，上顎骨片を圧下した状態で固定する．前歯部と臼歯部で圧下量が異なる場合は，骨の切除量を変えて圧下させる．通常，下顎も手術をし，圧下した上顎歯列にあわせて移動させる．下顎の手術は，下顎枝矢状分割法が多く用いられる．

1）-2-a 顎矯正外科手術による上顎骨の圧下

　顎矯正外科手術で圧下を行う場合は，Le Fort I型骨切り術（▶知っておきたい基礎知識2-①参照，55ページ）や馬蹄形骨切り術（▶知っておきたい基礎知識2-②参照，56ページ）が用いられる（図4）．アンカースクリューを用いて圧下するよりも圧下量が大きくとれる，治療期間が短くなる，術後劇的な変化が得られるなどの利点がある一方で，入院による全身麻酔下での手術が必要となり，患者の負担は決して少なくない．また，術後変化の予測がつきにくい，鼻の変形などが欠点として挙げられる．

　ガミースマイルの改善には，Le Fort I型骨切り術が多く用いられる．Le Fort I型骨切り術を用いての上顎歯列の圧下は，上顎骨全周において骨削除を行わなければならない．直視しづらい上顎骨後縁には下行口蓋動脈が走行しており，損傷させる可能性があるために骨削除が困難な場合がある．予定の圧下量分の骨削除が得られない場合は，馬蹄形骨切り術を併用し，挙上する．

　一般的に，顎矯正手術は上顎歯根尖より5mm骨を残して骨削除を行うため，根尖5mm上方からLe Fort I型骨削除線までの距離が最大削除量となり，同時に最大挙上量となる．患者の状態によって骨削除量は異なるが，一般的には4～8mmの圧下ができるといわれている．また，馬蹄形骨切り術を併用すると挙上量がさらに多くとれ，一般的に最大約5mmの骨削除量が追加されるため最大挙上量はさらに多くなる．

　上顎骨を垂直に圧下した場合，下顎は反時計回りに回転し，下顎前歯は前方に位置するために前歯のオーバージェットが少なくなる．その場合，下顎のセットバックの手術を併用し，適切な下顎頭位にて下顎歯列を後退させて適切な咬合を獲得する．ほとんどの症例で下顎の反時計回りの回転だけで適切な咬合が得られることはないため，下顎の手術が必要となり，Le Fort I型骨切り術単独での施術は稀である．

図5 アンカースクリューを用いた上顎歯列圧下の模式図

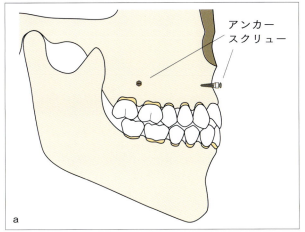
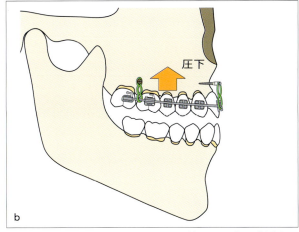

図5 a, b　上顎歯列を圧下する場合は，絶対的な固定源が歯列上方に必要となる．アンカースクリューを使用し，上顎歯列を圧下する．a：アンカースクリューを適切な位置に埋入する．b：上顎歯列を圧下する．

1）-2-b 歯科矯正用アンカースクリューによる上顎歯列の圧下

　歯科矯正用アンカースクリュー（以下，アンカースクリュー）による上顎歯列の圧下は，いわゆるミニインプラントを顎骨内の所定の位置に埋入し，それらを固定源として使用し，上顎歯列に圧下力をかけるものである．アンカースクリュー登場以前は，歯の圧下はもっとも困難な移動法の1つであった．とくに臼歯の圧下は顎外固定装置を用いて行うしかなく，力の作用時間が患者の協力性に依存し，協力性のない患者では良好な結果が得られなかった．しかも，力の作用方向が歯に対し完全な垂直方向にならないため，満足のいく結果が得られないことも多かった．アンカースクリューを用いることで，常時，確実に垂直方向に矯正力をかけられるため，圧下が簡便に行えるようになったといえる．

　アンカースクリューによる上顎歯列の圧下（図5）では，歯の移動による前歯部歯肉の露出量の減少が確認できるため，適切な位置で歯の圧下を止めることができる．圧下量が足りない，圧下しすぎるということがなく，顔貌を確認しながら進めることができることが大きな利点として挙げられる．しかし，矯正移動による圧下には時間がかかるため，治療期間の延長が欠点となる．また，歯の圧下は歯根吸収などの矯正的リスクが顕著に発生する場合もあり，欠点として挙げられる．

　アンカースクリューによる圧下は，理論上は歯根が上顎洞底などの皮質骨に当たらなければ，どこまでも圧下が可能ではあるが，治療期間などを考慮すると，3～5mmの圧下量が一般的である．

直接的圧下法と間接的圧下法

　アンカースクリューを用いた上顎歯列の圧下には，大きく分けて2つの方法がある．アンカースクリューから直接矯正力をかける直接的圧下法（図6a）とアンカースクリューに歯列牽引用の装置を装着し，その装置から圧下力をかける間接

図6 アンカースクリューを用いた上顎歯列の圧下の模式図

直接的圧下法

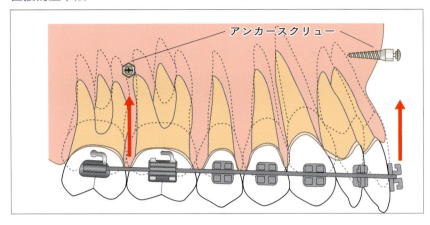

図6a 直接的圧下法は，アンカースクリューから直接，牽引力をかける方法である．通常，前歯部，左右臼歯部に埋入したアンカースクリューを用いて圧下する．

間接的圧下法

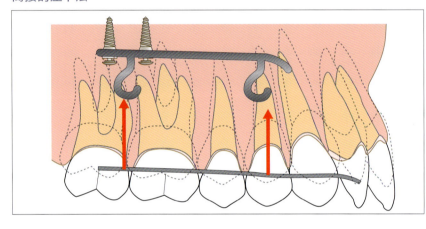

図6b 間接的圧下法は，牽引用の装置をアンカースクリューを用いて固定し，間接的に牽引力をかける方法である．通常，口蓋正中部に埋入し，数本のアンカースクリューで固定する．牽引用装置は，牽引方向により形態が異なる．通常，口蓋側に設置される．

的圧下法である（図6b）．

　歯列全体を圧下するためには，歯列全体に圧下力をかける必要があるため，複数の位置から圧下力をかけることが必要となる．直接的圧下法では１本のアンカースクリューで歯列全体に力をかけることが難しいため，複数のアンカースクリューを使用することになる．通常，前歯部と左右臼歯部に埋入し，歯列全体に圧下力をかける．どの部位に何本埋入するかは，患者の状態，術者の考えによって異なる．

　間接的圧下法では，もっとも脱落率が低いといわれる口蓋正中部にアンカースクリューを埋入し，歯列牽引用の装置を固定する．多くは装置固定のために２本のアンカースクリューを使用する．口蓋側にアンカースクリューを埋入するため，装置も口蓋側のものになり，その用途によって形態が異なり多種多様である．最近では３Ｄプリンターによる患者個別に作成されたものも多く発表されている．これらの装置は強固に作成されており，牽引する場所を任意に設定できるものが多く，圧下力を希望する多数の点からかけられることが特徴である（表２）．

表2　直接的圧下法と間接的圧下法のメリット・デメリット

	メリット	デメリット
直接的圧下法	違和感が少ない 安価	スクリューの本数が増える 脱落のリスクが高い 感染のリスクが高い
間接的圧下法	スクリューの本数が少ない 矯正力をかける作用点が任意に設定できる	違和感が大きい 高価

2）上顎骨の水平成分の増加（前突／horizontal excess）

　上顎骨が水平方向に唇側に突出することによって，ガミースマイルになる．水平成分の増加は上顎骨の前方への成長量が増加し，上顎歯列が前方に位置する，いわゆる骨格的な2級，上顎前突傾向となる．これにともない，上唇が前上方に挙上され歯肉がより露出される．多くは口元の突出をともないコンベックスタイプ（凸型）の側貌となる．下顎の成長量が上顎と同等だと上下顎前突，下顎の成長量が少ないと上顎前突の様相を呈する．どちらも口唇閉鎖不全をともなうことが多い（図7, 8）．スマイル時の所見としては上顎前歯部に限局したガミースマイルであり，上顎の咬合平面は前歯部臼歯部で連続したものとなっている．

図7　上顎骨の水平成分の増加によるガミースマイルの模式図

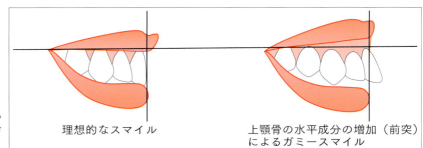

図7　上顎骨が唇側（前方）に位置していることで，上唇が前上方に挙上されガミースマイルとなる．

理想的なスマイル　　　上顎骨の水平成分の増加（前突）によるガミースマイル

図8　上顎骨の水平成分の増加（前突）によるガミースマイル

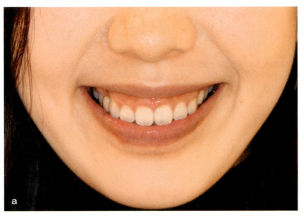
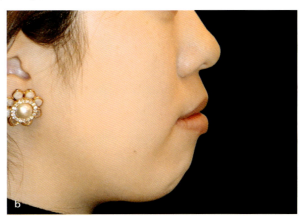

図8 a, b　上顎前歯部の歯肉露出が認められる．側貌では口元の突出感が認められ，多くは口唇閉鎖不全をともなっている．

2）−1 診断方法

　顔面所見としては，上顎前歯部の歯肉の露出が認められ，臼歯部歯肉の露出は少ない．また，咬合平面は前歯部と臼歯部で連続している．確定診断としてセファロを用いて，上顎骨の前後的位置を診断する．上顎骨の前後的な位置を診断する一般的な項目はSNA（日本人の平均値は81.8°SD3.1）である．トルコ鞍中央のセラ（S）と前頭鼻骨縫合部のナジオン（N），この2点を結んだSN平面から上顎骨前歯部最深部のA点（A）を結んだ線の成す角を計測し，平均値と比較する（図9a）．この角度が，平均値より大きいと骨格的な上顎前突と診断される．しかし，SN平面の傾斜角が平坦な場合は，SNAの角度も大きくなるので他の診断と併用することが望ましい．他の分析法としては，マクナマラ分析[7]による上顎骨の診断，CDS分析による重ね合わせなどを用いる．

　マクナマラ分析では，基準線としてマクナマラライン（フランクフルト〔FH〕平面に垂直でナジオンを通る線）を用いる．上顎骨の前後的な診断には，マクナマララインからA点までの距離（日本人平均1.0mm）を計測する．また，上顎前歯の前後的な診断には，マクナマララインをA点まで平行移動させた線（図9bの緑線）から上顎中切歯唇面最突出点までの距離（日本人平均4.93mm）を計測する．上顎前歯の前後的位置が平均値とどのくらい違いがあるかを診断するには，この2つの数値を加算し，平均値と比較し突出量を算出する（図9b）．CDS分析は前述のとおりである．上顎骨の前後的な診断には，患者のセファロトレースにテンプレートをFH平面に平行にN点で重ね合わせて診断する．上顎骨の垂直的成分の増加（下降）と違い，中顔面に対する前後的な位置を診断するため，上顎骨のみでの重ね合わせでは診断できない．

2）−2 治療方法

　上顎骨の水平成分の増加（前突）に対しての治療方法は，以下が挙げられる．
・小臼歯抜歯による上顎前歯の遠心移動（図10）
・アンカースクリューなどを用いた上顎歯列全体の遠心移動（図11）
・上記2つの併用
・顎矯正外科手術（上顎前歯歯槽部骨切り術，Wassmund法）にて上顎前歯の遠心移動（図12）

　上顎歯列が前方位にあるため，本来は上顎歯列全体を遠心に移動させることが理想であるが，歯列全体の遠心移動は技術的にも難易度が高く治療期間も長期化するため，通常は上顎第一小臼歯を抜歯して前歯部の遠心移動を行う．遠心移動量が少ない場合，もしくは小臼歯抜歯しても遠心移動量が足りない場合は，上顎歯列の遠心移動を行う場合もある．

　上顎歯列の遠心移動を行う場合，上顎歯列移動の後方限界が上顎結節後縁であり，それ以上の遠心移動ができないため上顎結節後縁の位置をパノラマエックス線写真やCTで確認し，移動量を診断する．また，上顎洞底部が下がっている場合は，小臼歯歯根が上顎洞底皮質骨と当たり移動が制限されることがあるので，事前の診断が必要である（図13）．外科矯正手術でも同様の遠心移動が行えるが，前述のLe Fort I型骨切り術の説明で述べたように，上顎骨後方の骨削除に高

| 図9 | セファロを用いた上顎骨の前後的位置の診断 |

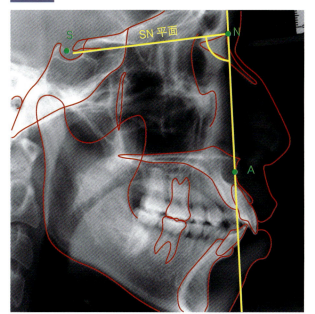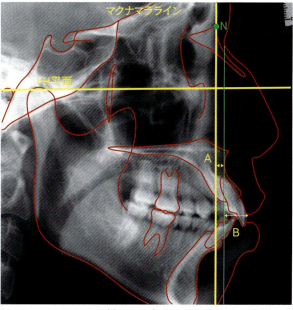

図9a　SNAによる上顎骨の前後的位置の評価．セラ(S)とナジオン(N)を結んだ線(SN平面)とナジオンとA点を結んだ線の角度を計測する．日本人の平均値は81.8°(SD3.1)である．通常，1SDを超えると上顎骨の前方位と診断される．

図9b　マクナマラ分析による上顎の前後的位置の診断．ポリオン(Po)とオルビターレ(Or)を結んだ線であるフランクフルト(FH)平面に対する垂線でナジオン(N)を通る線をマクナマラインという．マクナマララインからA点までの距離を計測する．日本人の平均値は1.0mmであり，これより前方に位置している場合は上顎骨の前方位と診断される．

| 図10 | 小臼歯抜歯による上顎前歯の遠心移動 |

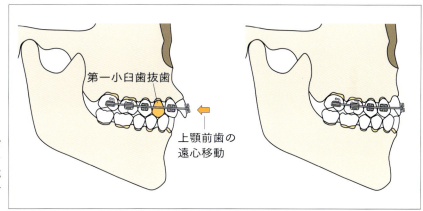

図10　上顎前突改善のために，上顎前歯の遠心移動を行う．通常，第一小臼歯を抜歯し，そのスペースを用いて前歯を遠心に移動させる．前歯の遠心移動量が少ない場合は，第二小臼歯を抜歯する．

| 図11 | アンカースクリューなどを用いた上顎歯列全体の遠心移動 |

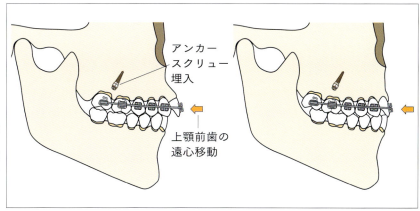

図11　上顎前突の程度が大きくなく，最後臼歯移動の後方限界(上顎結節後縁)までの距離が十分にある場合は，上顎歯列全体の遠心移動を行う．アンカースクリューなどの絶対的固定源を用いることが多い．

図12 顎矯正外科手術による上顎前歯の遠心移動

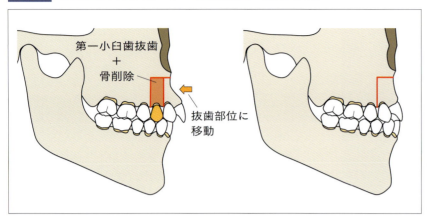

図12 治療期間の短縮や上顎前歯口蓋側の皮質骨が上顎前歯歯根と近接して遠心移動が困難な場合は，上顎前歯部を1ブロックで骨離断し，第一小臼歯抜歯部位に移動させる上顎前歯部歯槽骨切り術を行う．

図13 上顎歯列遠心移動前後の比較

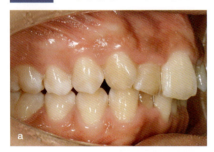
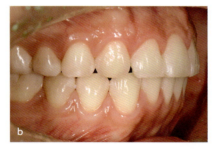

図13a, b ガミースマイル改善のためアンカースクリューを用いて上顎歯列の遠心移動を行った．理想的な咬合は得られたが，上顎第二小臼歯根が上顎洞底の皮質骨と接触し，傾斜移動していることがわかる．a：動的治療開始時．b：動的治療終了時．

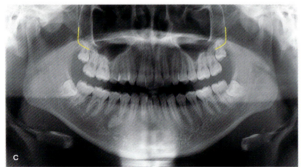
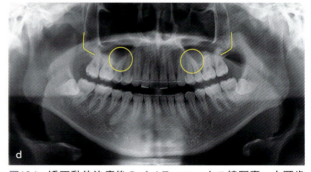

図13c 術前のパノラマエックス線写真．上顎第二小臼歯遠心の上顎洞底が下がっていることがわかる．

図13d 矯正動的治療後のパノラマエックス線写真．上顎歯列全体を遠心移動したが，上顎第二小臼歯歯根が上顎洞底に接触し，遠心に移動していないことがわかる．

度な技術が必要になり，上顎歯列の遠心移動が困難なため，前歯部のみを遠心移動させる上顎前歯部歯槽骨切り術を行う．

　上顎前歯の移動量や，移動限界，治療期間の短縮，患者の希望などを考慮して治療方法を選択する．上顎小臼歯抜歯による上顎前歯の遠心移動が一般的である．移動量が少ない場合は非抜歯でアンカースクリューなどを用いて上顎歯列全体の遠心移動を行う．逆に移動量が多い場合は小臼歯を抜歯して前歯の遠心移動を行ってからさらにアンカースクリューにて上顎歯列の遠心移動を行う場合もある．治療期間の短縮を希望する場合や，口蓋側歯槽骨皮質骨が前歯歯根に近接して，遠心移動を行うと歯根が口蓋側皮質骨に接触してしまい移動量に限界がある場合などは，顎矯正外科手術にて上顎前歯部一塊の遠心移動（上顎前歯部歯槽骨切り術，Wassmund法）を行う．

知っておきたい基礎知識2：口腔外科

① Le Fort Ⅰ型骨切り術

　Le Fort Ⅰ型骨切り術は、上顎歯列を上顎骨ごと三次元的に移動させる骨切り術の方法である．上顎後退症，前頭断での咬合平面の傾斜による顔面非対称，上顎骨の垂直的過成長，開咬症などに適応される．骨切り線は，梨状口縁，鼻腔側壁，上顎洞前壁，上顎結節部，翼突上顎縫合部，上顎骨後縁となる．骨切り線に沿って上顎骨を離断したのちに，術前にセファロ，CT，スタディモデルなどを用いて決定した位置にサージカルスプリントによる位置決めを行い，骨片をチタンミニプレート，もしくは吸収性のプレートを用い固定する．上方移動量によっては上鼻甲介，下鼻甲介が移動の妨げになることがあるため，上鼻甲介，下鼻甲介の切除を併用する．固定後の骨片位に問題がなければ，粘膜の縫合を行う．その後は咬合の安定を図るため，顎間ゴムや，結紮線にて顎間固定を行う（図A）．

　そもそもLe Fortの分類は，1901年にフランス人医師Reńe Le Fortが中顔面に衝撃を与え，骨折の好発部位を3型に分類したものである（図B）．この分類が，上顎骨移動のための骨切り線として使用されている．Le Fort Ⅰ型での切除が多用されるが，中顔面の改善のためにⅡ型やⅢ型による骨切り術も行われている．

　Le Fort Ⅰ型での切除は，1927年にWassmund[2]によって上顎骨骨折後に起こった開咬患者の治療法として報告された．その後，Obwegeser[3]によって上顎骨劣成長患者の前方移動術として報告され，Bellら[4]

Le Fort Ⅰ型骨切り術の模式図 （参考文献5より改変引用）

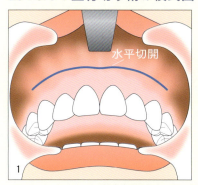 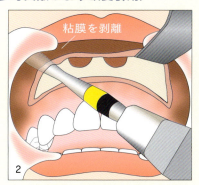 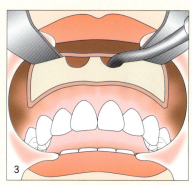

図A-1〜3　A-1：歯肉頬移行部より数mm上を左右第一大臼歯近心部まで粘膜切開を行う．A-2：粘膜剥離は，鼻腔底部まで行う．A-3：上顎洞底部は，予定している切開線を越えて剥離する．

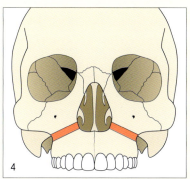 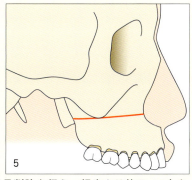 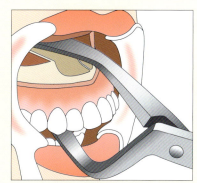

図A-4,5　予定していた骨切り線に沿って骨削除を行う．根尖より約5mm上を目安にする．

図A-6　骨切りが終了したら，翼突上顎縫合部の離断を行う．

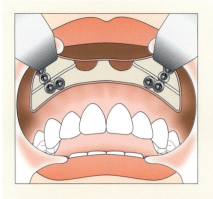
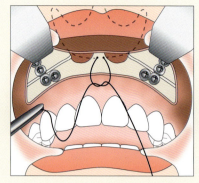

図A-7　プレートを骨の形態に調整し，スクリューで固定する．
図A-8　鼻翼の変形を防止するため，左右の鼻筋，上唇翼突筋を縫合する．

Le Fort Ⅰ，Ⅱ，Ⅲ型の骨切り線

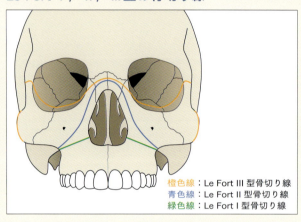

橙色線：Le Fort Ⅲ型骨切り線
青色線：Le Fort Ⅱ型骨切り線
緑色線：Le Fort Ⅰ型骨切り線

図B　Le Fort Ⅰ型骨切り線は，上顎骨を横断する．Le Fort Ⅱ型骨切り線は，片頬下部から鼻梁に至り，鼻梁を横断して反対側の頬下部に至る．Le Fort Ⅲ型骨切り線は，鼻梁と眼窩の周りを横断する．

やWolfordら[6]によって改良が重ねられ，現在の術式として確立された．上顎歯列に狭窄や拡大などの幅径の修正が必要な場合は，上顎骨をいくつかのブロックに分割し，幅径を合わせる方法もある[7]．

上顎歯列を圧下する際，Le Fort Ⅰ型骨切り術だけでは骨削除量が十分に取れず，圧下量が少なくなる場合は，馬蹄形骨切り術を併用して圧下量を増やす．上顎歯列を圧下する際に困難なのは，上顎骨後縁の骨削除である．Le Fort Ⅰ型骨切り術では，上顎骨後縁の骨削除時に下行口蓋動脈を損傷する危険性が高く，危険を回避するために骨削除量が限られることがある．馬蹄形骨切り術では，上顎骨後縁の骨削除がないため圧下量を増やすことができる．

②馬蹄形骨切り術

馬蹄形骨切り術は，上顎骨をLe Fort Ⅰ型でDown Fractureさせた後に上顎洞底側，鼻腔側から口蓋をU字型（馬蹄形）に骨切りする方法である（図C, D）．Le Fort Ⅰ型骨切り術と異なり，下行口蓋動脈近くの骨を切削する必要がないため，動脈損傷のリスクがほぼない．これは，上顎の挙上に適した方法である．

1975年に上顎骨を歯列上部で切除した"total maxillary alveolar osteotomy（TMAO）"がHall[8]らによって報告された．これは，口腔内から上顎洞底，鼻腔底へ向けてU字型に骨切り行うものであった．また，Wolfordら[6]も同様な報告をしている．

その後，Bellら[9]は，これにLe Fort Ⅰ型骨切り術を併用して"horseshoe palatal osteotomy（馬蹄形骨切り術）"と名づけ，上顎歯列を圧下してロングフェイス症候群を治療し，報告した．馬蹄形骨切り術は，明視下で口蓋の骨切りを行うことができ，術者側の利点が大きい．また，Le Fort Ⅰ型骨切り術に比べ，下行口蓋動脈を損傷する危険性が低いなどのメリットがある（図E）．

下行口蓋動脈の損傷がなければ口蓋粘膜への血流は良好に保たれ，上顎骨が歯列骨片と口蓋骨片に分離されてもその両者の血行動態に問題は生じないため，術後の回復に有利である．さらに，Le Fort Ⅰ型骨切り

術では，下行口蓋動脈の走行によっては，上顎の後方部の骨削除量が予定どおりできず，予定の上方移動量が達成できない場合があるため，馬蹄形骨切り術の併用は効果的である．

Le Fort I 型骨切り術同様，上顎歯列に狭窄や拡大などの幅径の修正が必要な場合は，上顎骨をいくつかのブロックに分割し，幅径を合わせる方法もある[7]．

馬蹄形骨切り術の骨切り線[10]

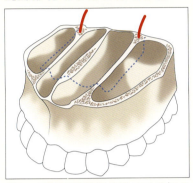

図C 下降口蓋動脈を避けて骨切り線（点線）が設定される．

Le Fort I 型骨切り線と馬蹄形骨切り線の違い[10]

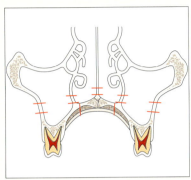

図D-1 Le Fort I 型骨切り術の骨切り線（赤線）．

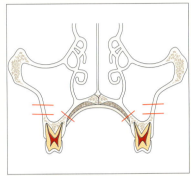

図D-2 馬蹄形骨切り術の骨切り線（赤線）．

下行口蓋動脈の走行

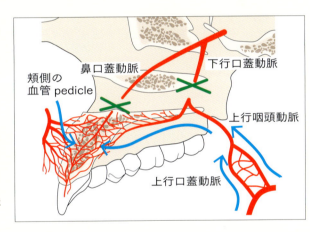

図E 下行口蓋動脈が上顎後縁部に走行している．Le Fort I 型骨切り線と近接していることがわかる．

③歯槽骨切り術

歯槽骨切り術は，1849年にHulihen[11]によって下顎前歯部対して施術され最初に報告された．上顎骨に対しては1921年にCohnStock[12]が前歯部に施術し報告し，その後Wassmund[2]，Wunderer[13]らによって術式が確立された．近年では，Le Fort I 型骨切り術などの発展にともない適用頻度は少なくなってきてはいるが，適した症例を選択すればとても有用な術式である．上顎前歯部歯槽骨切り術は，上顎前歯部を後方，上方もしくは後上方へ移動させる方法で，上顎前歯部の唇側傾斜，上顎前歯部の過萌出などの改善に適している．

Wassmund法では，小臼歯を抜歯してその前方部を移動させる．左右小臼歯部から骨膜を剥離し，小臼歯部歯槽骨を口蓋側骨面まで切除する．骨切り線は根尖より5mm以上離し，水平骨切りを行う．口蓋側は，左右小臼歯部歯槽骨欠損を連続させ削除し離断させる．術前に作製した移動量を設定したシーネに合わせて骨片を移動させ，骨接合を行う．

この術式だけでは，術後に抜歯部位において歯列幅径が合わなくなるため，矯正歯科治療での歯列の排列を行う必要がある（図F）．

上顎前歯部歯槽骨切り術の模式図

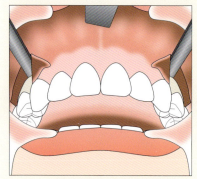

図F-1　抜歯相当部の歯肉を剝離する.

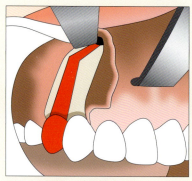

図F-2　抜歯, 骨削除を行う.

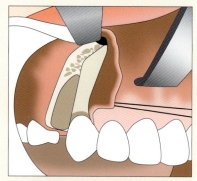

図F-3　頰側骨壁の切除を行う.

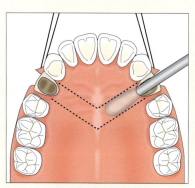

図F-4　口蓋の粘膜を剝離する.

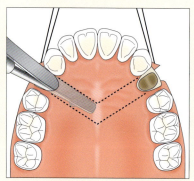

図F-5　骨削除を行う. 移動後の干渉部位も取り除く.

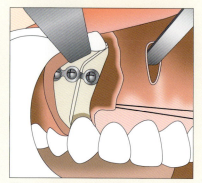

図F-6　あらかじめ作製したシーネに合わせて骨片を移動させ, 固定, 閉窓する.

[第3章]

参考文献

1. 菅原順二, 曽矢猛美, 川村仁, 金森吉成. 平均顔面頭蓋図形(CDS)を利用した顎顔面頭蓋の形態的分析：外科的症例への応用. 日矯歯誌. 1988; 47; 394-408.
2. Wassmund M. Lehrbuch der praktischen Chirurgie des Mundes und der Kiefer. Bd I. Leipzig Meusser, 1935: 260-82.
3. Obwegeser HL. Surgical correction of small or retrodisplaced maxillae. The "dish-face" deformity. Plast Reconstr Surg. 1969 Apr; 43(4): 351-65.
4. Bell WH, Sinn DP. Turbinectomy to facilitate superior movement of the maxilla by Le Fort I osteotomy. J Oral Surg. 1979 Feb; 37(2): 129-30.
5. Dr. ヒロヒの顔面骨形成術. https://fbcs.jp/jaw/overbite/lefort/（2024年10月28日アクセス）
6. Wolford LM, Epker BN. The combined anterior and posterior maxillary ostectomy: a new technique. J Oral Surg. 1975 Nov; 33(11): 842-51.
7. Chen YR, Yeow VK. Multiple-segment osteotomy in maxillofacial surgery. Plast Reconstr Surg. 1999 Aug; 104(2): 381-8.
8. Hall HD, Roddy SC Jr. Treatment of maxillary alveolar hyperplasia by total maxillary alveolar osteotomy. J Oral Surg. 1975 Mar; 33(3): 180-8.
9. Bell WH, McBride KL. Correction of the long face syndrome by Le Fort I osteotomy. A report on some new technical modifications and treatment results. Oral Surg Oral Med Oral Pathol. 1977 Oct; 44(4):493-520.
10. 特定非営利活動法人日本顎変形症学会（編集）. 顎変形症治療の基礎知識. 東京：クインテッセンス出版, 2022.
11. Hullihen SP. Case of Elongation of the under Jaw and Distortion of the Face and Neck, Caused by a Burn, Successfully Treated. Am J Dent Sci. 1849 Jan; 9(2): 157-65.
12. Cohn-Stock G. Die cbirurgische Immediatregulierung der Kiefer, speziell die chirurgische Behandlung der Prognathie. Vjschr Zahnheilk Berlin. 1921; 37: 320-54.
13. Wunderer S. Die Prognathieoperation mittels frontal gestieltem Maxillafragment. Ost Z Stomat. 1962; 59: 98-102.

第 4 章

硬組織における
ガミースマイルの要因と
治療法2

Introduction

ガミースマイルを引き起こす要因のうち，硬組織によるものは骨と歯である．
前章では，骨が要因となるガミースマイルとその治療法について説明した．
本章では，歯が要因となるガミースマイルについて掘り下げていく．

要因

6. 上顎前歯の過萌出
7. 上顎前歯の叢生
8. 上顎前歯の能動的萌出不全
9. 上顎前歯の受動的萌出不全
10. 短い歯冠長
11. 上顎前歯の咬耗による対処性の挺出

1. 歯における要因と治療法

歯におけるガミースマイルの要因としては，以下の6つが挙げられる．

・上顎前歯の過萌出

・上顎前歯の叢生

・上顎前歯の萌出不全（能動的萌出不全，受動的萌出不全）

・短い歯冠長

・上顎前歯の咬耗による対処性の挺出

1）上顎前歯の過萌出

上顎前歯が咬合平面より切端位に位置することによってガミースマイルとなる（図1，図2a）．いわゆるアングルⅡ級2類の状態である．アングルⅡ級2類は，上顎歯列が下顎歯列より前方に位置し，かつ上顎前歯が内側に傾斜している状態である（▶知っておきたい基礎知識3，77ページ）．多くの場合，口元の突出はなくストレートタイプの側貌である（図2b）．上顎前歯が内側に傾斜して萌出すると，切端位が下がるため，ガミースマイルを呈することが多い．このため，咬合平面は臼歯部と前歯部での二面形態となる（図2c）．

スマイル時の所見としては，前歯部のみの歯肉の露出が起こり，臼歯部の歯肉は露出しないことが挙げられる．咬合様式がアングルⅡ級2類でかつ臼歯部の歯肉の露出が認められる場合は，上顎骨の垂直成分の増加（下降），上唇の過挙上，歯肉の増加などが併発している可能性を考慮する．

1）−1 診断方法

顔貌所見としては，上顎前歯部のみの歯肉の露出が認められる．確定診断には歯列模型，およびセファロを用いる．歯列模型を用いて上下顎第一大臼歯咬合関係を確認し，アングル分類を診断する．アングルⅡ級は上顎第一大臼歯の近心頬側咬頭が下顎第一大臼歯の頬面溝より近心に位置し，2類は上顎前歯が臼歯部の咬合平面より切端側にあり，歯軸が舌側に傾斜している状態である．

セファロでは上下顎顎骨の前後的位置の診断，上顎前歯歯軸の診断を行う．上下顎骨の前後的な診断には，前述の上顎骨の水平成分の増加（前突）における診断を行う．上顎前歯歯軸の診断には，SN平面と上顎中切歯歯軸の角度（U1 to SN），NAと上顎前歯歯軸の角度（U1 to NA）などで計測する（図3）．前述のCDS分析（▶知っておきたい基礎知識1，31ページ）を用い，テンプレートをFH平面に平行にN点で重ね合わせて上顎骨の前後的位置，口蓋平面（palatal plane）とA点（point A）を合わせて上顎中切歯歯軸を診断してもよい（図4）．

図1　上顎前歯の過萌出によるガミースマイルの模式図

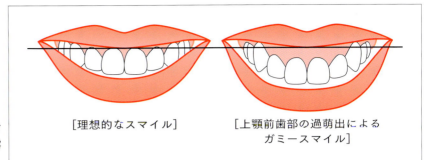

図1　上顎前歯部のみが過萌出してガミースマイルとなる．臼歯部の歯肉は露出していない．

図2　上顎前歯の過萌出によるガミースマイルとその側貌

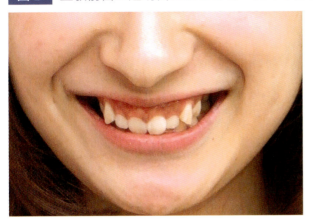
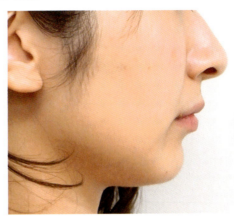

図2a	図2b
図2c	

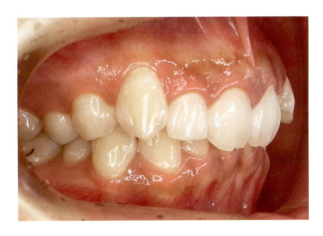

図2a〜c　a：前歯部のみに歯肉の露出が認められる．b：側貌はストレートタイプである．c：咬合平面は臼歯部と前歯部で，二面性である．

1）-2 治療方法

上顎前歯の過萌出の治療では，上顎前歯の圧下が必要となる．治療法としては，以下の2つが挙げられる．

a．矯正歯科治療による上顎前歯の圧下
b．顎矯正外科手術による上顎前歯部の部分的な圧下（上顎前歯部歯槽骨切り術，Wassmund法）

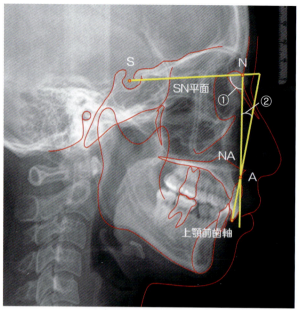

図3 上顎前歯歯軸の診断法

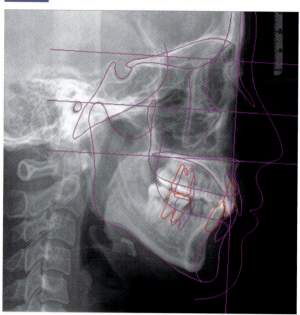

図4 CDS分析による重ね合わせ

図3 ①：SN平面と上顎切歯歯軸角，②：NAラインと上顎切歯歯軸角．SN平面と上顎切歯歯軸の日本人の平均値は，104.5°である．この値より大きいと上顎切歯は唇側傾斜，小さいと舌側傾斜しているといえる．NAラインと上顎切歯歯軸角の日本人の平均値は，24.7°である．

図4 口蓋平面とA点を合わせることで，上顎中切歯の歯軸の状態を確認することができる．本図では，上顎前歯が舌側傾斜かつ挺出していると診断できる．

1）－2－a 矯正歯科治療による上顎前歯の圧下

通常，アングルⅡ級2類の治療は，矯正歯科治療単独で行うことが一般的である．上顎前歯を圧下させ，その後，Ⅱ級関係を改善させる．患者の状況によって非抜歯，上顎両側小臼歯抜歯，上下顎両側小臼歯抜歯などの選択肢が考えられる（図5，6）．抜歯の診断はセファロ，歯列模型などを用いて行う．とくにアングルⅡ級2類の場合は，上顎前歯が舌側傾斜していることで下顎骨が後方へ押し込まれ，顎位が後退している可能性があるため，治療中に顎位が変わる場合がある．これにともない，抜歯部位が変わることもあるので注意が必要である．

1）－2－b 顎矯正外科手術による上顎前歯部の部分的な圧下

顎矯正外科手術により，上顎前歯部を一塊で圧下する（図7）．前述の上顎骨の水平方向の増加（前突）における歯槽骨切り術（Wassmund法）などを用い，前歯部の圧下を行う．通常，小臼歯抜歯を同時に行い，そのスペースを用いて圧下と遠心移動を同時に行う．歯槽骨切り術のみの施術の場合，術後に歯列の連続性が得られないため，通常は術前，術後に矯正歯科治療を行い，歯列の連続性と緊密な咬合を確立させる．

顎矯正外科手術を併用した場合，矯正歯科治療単独よりも治療期間が短くなる，術後劇的に変化が得られるなどの利点があるが，入院による全身麻酔での手術が必要，身体的負担が大きいなどの欠点が挙げられる．

| 図5 | 上顎小臼歯抜歯を行い，上顎前歯の過萌出を改善する模式図 |

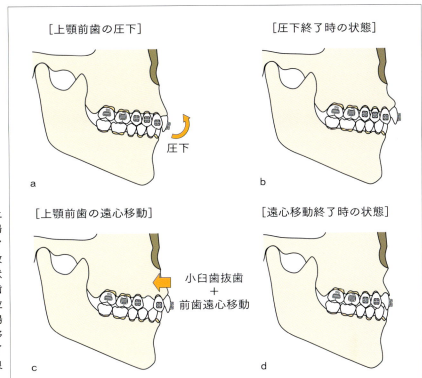

図5a〜d　a：ブラケットを用いて，上顎前歯を圧下する．唇側からの装置の場合，ワイヤーに圧下力を加えるとラビアルクラウントルクが発生し，歯軸角も改善する．b：上顎前歯の圧下が行われた状態．咬合平面が平坦化される．c：小臼歯を抜歯し，前歯の遠心移動を行う．顎位を確認し，オーバージェットが大きい場合は上顎小臼歯を抜歯して前歯の遠心移動を行う．d：上顎前歯の遠心移動が終了した状態．抜歯スペースが閉鎖され，良好な咬合関係が得られている．

| 図6 | 上顎歯列の遠心移動を行い，上顎前歯の過萌出を改善する模式図 |

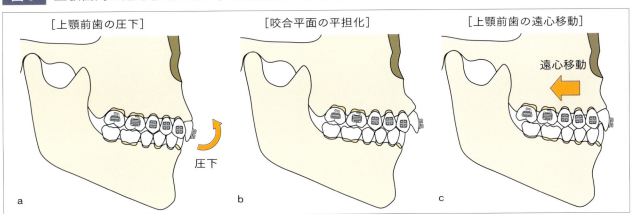

図6a〜c　a,b：図5a,bと同様．c：顎位を確認し，オーバージェットが小さい場合は非抜歯にて上顎歯列の遠心移動を行う．顎間ゴムやアンカースクリューを用いる．

| 図7 | 顎矯正外科手術による上顎前歯圧下の模式図 |

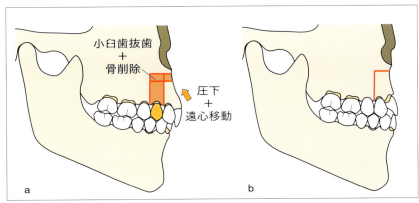

図7a,b　a：上顎小臼歯を抜歯し，歯槽骨切り術を行う．上顎前歯根尖側の骨をトリミングし，圧下させる．遠心移動が必要な場合は，第一小臼歯を抜歯する．b：上顎前歯を一塊にして上後方へ移動する．予定した位置に移動させ，固定する．

2）上顎前歯の叢生

　上顎前歯に叢生があることにより，ガミースマイルとなることがある（図8）．叢生があるからといってすべてがガミースマイルになることはなく，上顎前歯が舌側転移している場合にガミースマイルとなることが多い．上顎前歯が舌側転移していると唇側の歯肉量が増す．これが垂直的に増加すると，ガミースマイルになる．舌側転移していない部分の歯肉は露出しない．歯肉のフェノタイプが厚い場合は，より垂直的な歯肉量が増えるため顕著なガミースマイルとなる（図9）．

2）－1 診断方法

　顔貌所見としては，上顎前歯部の一部分に歯肉の露出が認められる．叢生によるガミースマイルは通常，舌側転移した部位に起こる．そのため，診断としては舌側転移していない前歯の歯肉は露出せず，舌側転移している部位の歯肉のみが露出することを基準とする．歯肉一部分の露出が認められ，その部位が叢生部位と同一ではない場合は，歯肉増殖，後述の萌出不全などを疑う．また，歯肉が厚い場合に顕著となるため，歯肉のフェノタイプの診断も行う．

図8　叢生によるガミースマイルの模式図

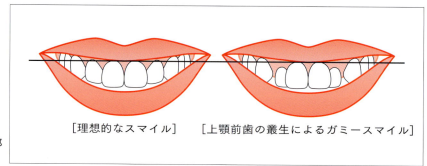

図8　舌側転位している歯などの叢生部分に限局した歯肉の露出が認められる．

図9　叢生によるガミースマイル

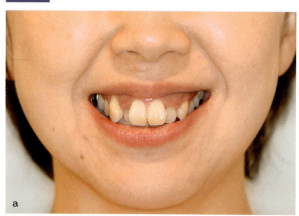
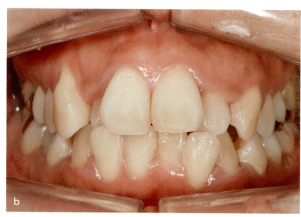

図9 a, b　舌側転移している側切歯部に歯肉の露出が認められる．一方で，中切歯部には歯肉の露出は認められない．歯肉は厚みのあるタイプである．

2)－2 治療方法

叢生が要因の場合の治療方法は，叢生の改善である．

舌側転移している歯の位置を唇側に出すことで，ガミースマイルが改善することが多い．歯肉の厚みによって辺縁歯肉の移動方向は変化する．そのため，ガミースマイルの改善のためには，歯肉の厚みに応じた，歯の移動による歯肉変化を理解する必要がある．

舌側転移している歯を唇側に移動させて歯列を改善すると，通常の歯肉の場合，歯肉辺縁は根尖側へ移動するため，歯肉の露出量が減り，ガミースマイルは改善される（図10a）．しかし，歯肉が厚いタイプの場合は歯冠側へ（図10b），薄い歯肉の場合はより根尖側へ移動する（図10c）．このため，歯肉が厚い場合では舌側転移の改善後に仮性ポケットが形成されることがある（図11）．経時的に歯肉の量は減り，健全な歯肉量になる場合が多いが，歯肉の量が減少しない場合は歯肉切除

図10 歯肉，骨の厚みが違うことによる，歯の移動後の歯肉辺縁の位置の変化

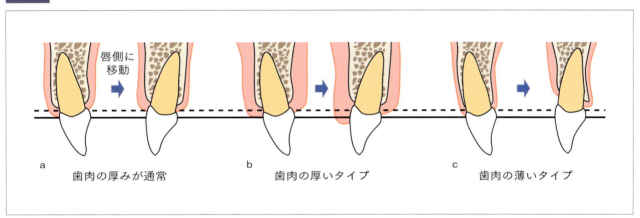

図10a〜c　舌側転移している歯を唇側に移動させると，歯肉の厚みが平均的であれば歯肉辺縁は根尖側へ移動し正常な歯冠長となる(a)．一方，歯肉の厚みが厚いタイプの場合は歯冠側へ移動し歯冠長は短くなり，歯肉の露出量はあまり変わらない(b)．また，歯肉がの厚みが薄いタイプの場合は根尖側へ移動し，歯肉退縮となる場合もある．

図11 歯肉の厚いタイプの舌側転位歯の改善

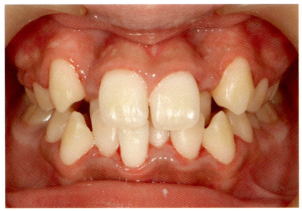

図11a　動的治療前．上顎両側側切歯が舌側転位している．両側側切歯唇側の歯肉のボリュームが増している．

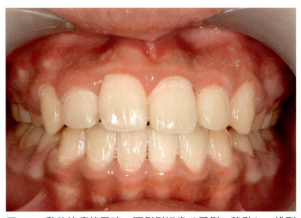

図11b　動的治療終了時．両側側切歯は唇側に移動し，排列されている．歯肉は歯冠側に移動し，歯冠長は短く見える．

図12 歯肉の薄いタイプの舌側転位歯の改善

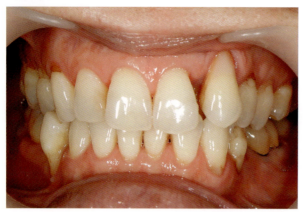
図12a 動的治療前．上顎左側側切歯が舌側転位している．歯肉は薄いタイプであり，多数歯に歯肉退縮が認められる．

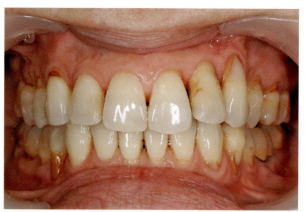
図12b 動的治療終了時．左側側切歯は唇側に移動し，排列されている．歯肉は根尖側に移動し，歯肉退縮を起こしている．

が必要となる．歯肉が薄い場合は歯肉の根尖側への移動により，歯肉退縮を起こす恐れがある（図12）．重度の歯肉退縮を起こさないように，移動時に過度な矯正力をかけない，強すぎるブラッシング圧をかけない，清潔を保つなどの注意が必要となる．

3）上顎前歯の萌出不全

萌出機序（▶知っておきたい基礎知識4，77ページ）が正常に行われず，歯肉辺縁が最適な位置に達しない場合があり，これを萌出不全（altered eruption）という．この場合，歯肉の露出量が増え，臨床的歯冠長が短くなり，ガミースマイルを呈することがある（図13, 14）．

萌出不全は，大きく以下の2つに分類される．
・能動的萌出不全（altered active eruption〔図15〕）
・受動的萌出不全（altered passive eruption，〔図16〕）

・能動的萌出不全（altered active eruption）

能動的萌出不全は歯槽骨頂より歯の萌出が完全に行われず，セメント-エナメル境（CEJ：Cement Enamel Junction）と歯槽骨縁が近接している状態である．この場合，歯肉縁は歯槽骨頂に依存するため，歯肉縁も歯冠側に位置することになる（図17）．

・受動的萌出不全（altered passive eruption）

受動的萌出不全は，受動的萌出で行われるはずの歯肉縁と歯槽骨縁の根尖側への移動が完全に行われず，歯肉縁が歯冠側に位置している状態である（図18）．この際，歯槽骨縁のみ根尖側に移動し，歯肉縁が根尖側に移動しない状態と，歯肉縁，歯槽骨縁ともに根尖側に移動しない状態に分類される．

図13　上顎前歯の萌出不全によるガミースマイルの模式図

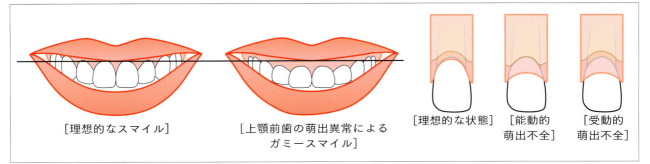

図13　上顎前歯の萌出不全により歯肉ラインの高さが変わりガミースマイルとなる．

図14　萌出不全の分類

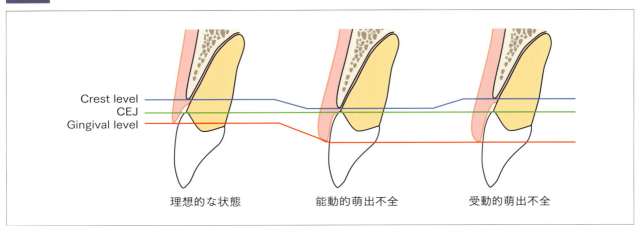

図14　理想的な状態では，CEJより約1mm歯冠方向に歯肉縁が位置し，CEJより3mm根尖側に歯槽骨縁が位置する．能動的萌出不全，受動的萌出不全ともに歯肉縁は歯冠側に位置しており，外見上差異はないが，歯槽骨縁が能動的萌出不全は歯冠側，受動的萌出不全は理想的な状態と同様に根尖側に位置している．

図15　能動的萌出不全によるガミースマイル

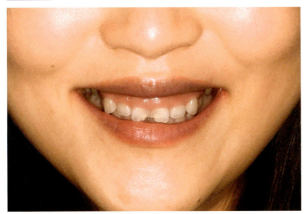

図15a　能動的萌出不全のため，臨床的歯冠長が短くなっている．臨床的歯冠形態はスクエアに見える．（a，bともに東京都開業・土屋賢司先生のご厚意による）

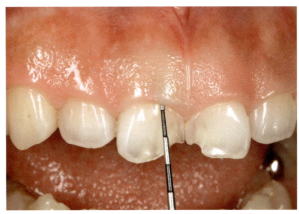

図15b　歯周ポケット診査では，深い値を示す．浸麻下によるサウンディングでは，歯槽骨縁が歯冠側に位置しているため，CEJより1ミリ以下の値を示す．

図16 受動的萌出不全によるガミースマイル

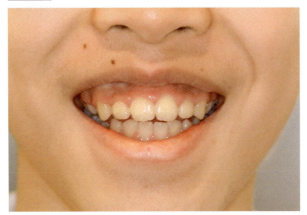

図16a 受動的萌出不全のため，臨床的歯冠長が短くなっている．臨床的歯冠形態はスクエアに見える．

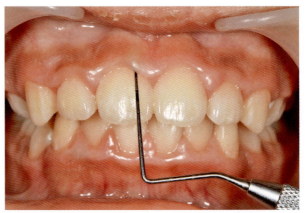

図16b 歯周ポケット診査では深い値を示す．浸麻下によるサウンディングでは，歯槽骨縁の位置が正常なためCEJより2～3mmの値を示す．

図17 能動的萌出不全での歯槽骨縁と歯肉縁の位置

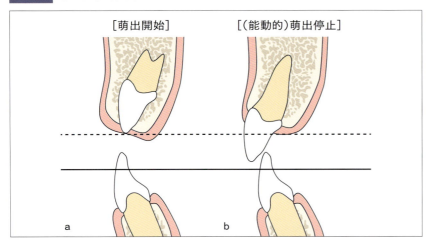

図17a, b 能動的萌出不全は，歯槽骨から積極的に歯が萌出する（能動的／active）動きが停止する．a：歯の萌出が開始される．b：歯の萌出が停止する．

図18 受動的萌出不全での歯槽骨縁と歯肉縁の位置

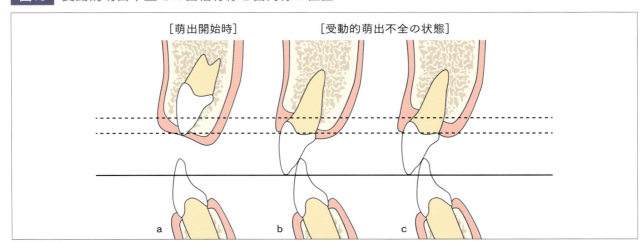

図18a～c 受動的萌出不全は，能動的萌出終了後に歯の位置は動かず，歯周組織が根尖側に移動する（受動的／passive）動きが停止する．a：歯の萌出が開始される．b：受動的萌出時に歯槽骨縁の根尖側への移動が行われない．追随し，歯肉縁の根尖側への移動も行われない．c：受動的萌出時に歯槽骨縁の根尖側への移動は行われるが，歯肉縁の根尖側への移動が行われない．

Cosletら[1]は，これらを歯肉縁から歯肉歯槽粘膜境（MGJ：Mucogingival Junction）の位置により2つのTypeに，CEJと歯槽骨縁との関係によりさらに2つのsubgroupに分類している（図19）．受動的萌出不全は，これら2つを組み合わせた計4つに分類される．

　Type 1とType 2は，歯槽骨縁におけるMGJの位置の違いにより分類される．そもそも，受動的萌出不全は歯肉縁が切端側にある．そのため，MJGが通常の位置にあれば，歯肉縁からMJGまでの距離は長くなり，付着歯肉は十分にあるはずである．逆に歯肉縁とMJGとの距離が正常，もしくはそれ以下であれば，むしろ付着歯肉は少ないといえる．Type 1は，MJGが根尖側にあり，十分な付着歯肉がある状態である．一方，Type 2は，MJGが切縁側にあり，付着歯肉の量が正常もしくはそれ以下の状態である．

　subgroup Aとsubgroup Bの違いは，CEJから歯槽骨縁までの距離の違いである．subgroup Aは，CEJと歯槽骨縁までの距離が正常な状態であり，適切な骨縁上組織付着が確立されている．subgroup Bは，CEJと骨縁上との距離が短く，近接している状態であり，そこには十分な骨縁上組織付着は存在していない．

　このように萌出不全は，能動的萌出不全と4つに分類された受動的萌出不全に分けられる．しかし，能動的萌出不全と受動的萌出不全のsubgroup Bは臨床所見的には違いがなく，判別することは困難である．Cosletらも能動的萌出不全を

図19　Cosletらによる受動的萌出不全の分類

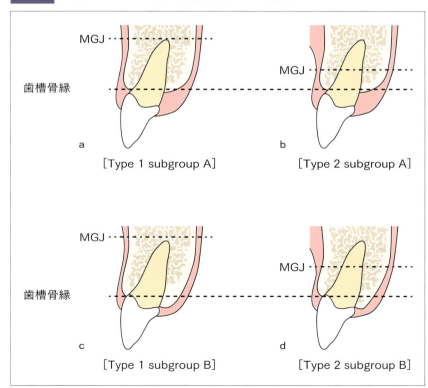

図19a〜d　a：Type 1 subgroup A．歯槽骨縁は正常であり，MGJの位置も正常．b：Type 2 subgroup A．歯槽骨縁は正常であり，MGJは切端寄りに位置している．c：Type 1 subgroup B．歯槽骨縁はCEJに近接しており，MGJの位置は正常．d：Type 2 subgroup B．歯槽骨縁はCEJに近接しており，MGJは切端寄りに位置している．

分類に入れていないのは，能動的萌出不全が起こった場合でも，その後の受動的萌出が健全に行われていれば，歯周組織は正常萌出の状態と同じになり，歯肉縁が切端側に位置することはないためと考えられる．そのため，萌出不全は受動的萌出不全の４つのグループとして分類されることもある．

■3）－1 診断方法

　歯周ポケットを測定し，歯肉溝底部から歯肉縁までの距離を測定する歯周ポケット検査，浸潤麻酔下で歯周ポケット診査をし，CEJとの距離，歯槽骨縁の位置を診査するボーンサウンディング，CTを撮影し歯槽骨縁からCEJまでの距離を測定することで診断する．

■3）－2 治療方法

　前述のとおり，能動的萌出不全と受動的萌出不全のsubgroup Bは臨床的に同じと考えると，治療法は受動的萌出不全の４つのグループに対してどのように行うかになる．

■ 3）－2－a Type1 subgroupA（Type1A）の治療方法

　Type 1 Aは，MJGが根尖側に位置し，十分な付着歯肉量がある．また，CEJと歯槽骨縁に十分な距離があることで適切な骨縁上組織付着がある．そのため，CEJより１mmの歯肉を残して，余分な歯肉を除去する手技が選択される．
　治療法としては，歯肉切除術となる（図20）．

■ 3）－2－b Type1 subgroupB（Type1B）の治療方法

　Type 1 Bは，MJGが根尖側に位置し十分な付着歯肉量があるが，CEJと歯槽骨縁に十分な距離はなく，CEJと歯槽骨縁は近接し適切な骨縁上組織付着はない．そのため，CEJより１mmの歯肉を残して余分な歯肉を除去し，さらに骨縁上組織付着を確立させるために，CEJより約２mm内にある骨を除去する手技が選択される．
　治療法としては，歯肉切除術と骨削除となる（図21）．

■ 3）－2－c Type2 subgroupA（Type2A）の治療方法

　Type 2 Aは，MJGが切端側にあり，十分な付着歯肉量はない．CEJと歯槽骨縁に十分な距離があり，適切な骨縁上組織付着がある．そのため，CEJより１mmの歯肉を残して余分な歯肉を除去するとともに，十分な付着歯肉をつくるための処置が必要となる．
　治療法としては，歯肉弁根尖側移動術となる（図22）．

図20 Type 1 subgroup A の治療方法：歯肉切除

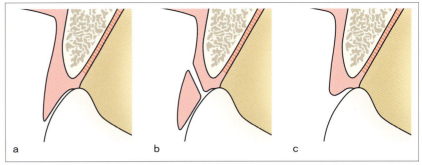

図20a〜c　CEJより1mmの歯肉を残して，余分な歯肉を除去する．a：歯肉縁が切端側に位置している．骨縁は正常な位置にある．MGJは正常な位置にあり，十分な付着歯肉がある．b：骨縁より正常な量の歯肉を残し，切除する．c：歯肉縁が正常な位置となる．

図21 Type 1 subgroup B の治療方法：骨削除をともなう歯肉切除術

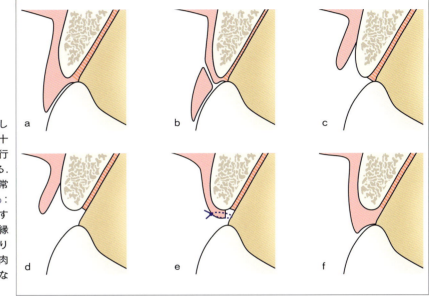

図21a〜f　CEJより1mmの歯肉を残して，余分な歯肉を除去するとともに，十分な付着歯肉をつくるために骨削除を行う．a：歯肉縁が切端側に位置している．骨縁も切端側に位置している．MGJは正常な位置にあり，十分な付着歯肉がある．b：骨縁より正常な量の歯肉を残し，切除する．c：歯肉を剥離する．d：正常な骨縁上組織付着を確立させるために，CEJより約2mm内にある骨を除去する．e：歯肉弁を戻し，縫合する．f：歯肉縁が正常な位置となる．

図22 Type 2 subgroup A の治療法：歯肉弁根尖側移動術

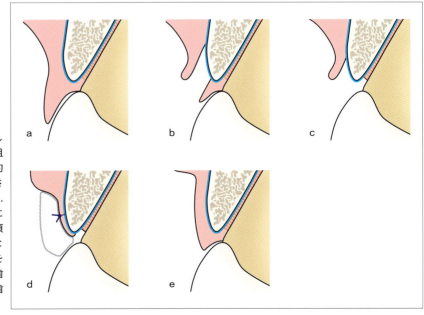

図22a〜e　CEJより1mmの歯肉を残して余分な歯肉を除去し，さらに骨縁上組織付着を確立させるために，CEJより約2mm内にある骨を除去する手技が選択される．a：歯肉縁が切端側に位置している．骨縁は正常な位置にある．MGJは切端側に位置し，十分な付着歯肉はない．b：骨頂より切開し，歯肉を粘膜弁で剥離する．c：骨膜を残し歯肉を除去する．d：歯肉弁を骨膜と縫合し，歯周パックを施す．e：歯周ポケットが正常になり，十分な付着歯肉の幅が獲得される

図23 Type 2 subgroup B：骨削除をともなう歯肉弁根尖側移動術

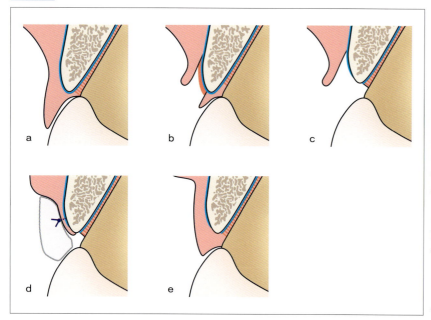

図23a〜e　CEJより1mmの歯肉を残して，余分な歯肉を除去するとともに，付着歯肉をつくるための処置が必要となる．さらに骨縁上組織付着を確立させるために，CEJより約2mm内にある骨を除去する．a：歯肉縁が切端側に位置している．骨縁も切端側に位置している．MGJは切端側に位置し，十分な付着歯肉はない．b：骨頂より切開し，歯肉を粘膜弁で剥離する．c：正常な骨縁上組織付着を確立させるために，CEJより約2mm内にある骨を除去する．d：歯肉弁を骨膜と縫合し，歯周パックを施す．e：歯周ポケットが正常となり，十分な付着歯肉の幅が獲得される．

3)-2-d Type2 subgroupB（Type2B）の治療方法

Type 2 Bは，MJGが切端側にあり，十分な付着歯肉量はない．CEJと歯槽骨縁に十分な距離はなく，CEJと歯槽骨縁は近接し適切な骨縁上組織付着はない．そのため，CEJより1mmの歯肉を残して余分な歯肉を除去するとともに，付着歯肉をつくるための処置が必要となる．さらに骨縁上組織付着を確立させるために，CEJより約2mm内にある骨を除去する手技が選択される．

治療法としては，歯肉弁根尖側移動術と骨削除となる(図23)．

4) 短い歯冠長

もともとの歯冠長が短い，つまり小さい歯の場合，歯の位置や歯肉，口唇に問題がなくともガミースマイルとなる場合がある．通常の上顎中切歯の歯冠長は，平均で約11mmである．単純に切端の位置が同じで7mmの歯冠長の歯であれば，歯肉縁が4mm切端位になるため，スマイル時に4mmの歯肉露出となる．そのため，歯冠長が短い場合もガミースマイルとなる(図24, 25)．

4)-1 診断方法

通常，日本人の上顎中切歯歯冠長は平均11mm，側切歯は平均9mm，犬歯は平均10mmである．前述の萌出不全や歯肉増殖の診査をして歯周組織の状態を診断し，かつCEJから切端までの距離を計測する．歯肉増殖や萌出不全があると歯肉縁が切端側に移動しているため，注意する．歯肉縁からの切端までの距離(臨床的歯冠長)を計測するのではなく，本来の歯冠長を計測する．

| 図24 | 短い歯冠長によるガミースマイルの模式図 |

図24 通常より歯冠長が短いことでガミースマイルとなる．骨縁上組織付着が適切な場合はクラウンレングスニングを行うと歯根が露出するため，歯冠長を長くした補綴装置の装着が必要となる．

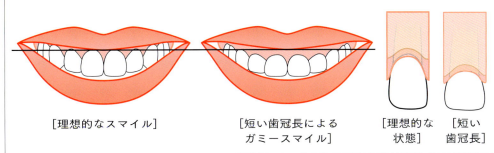

[理想的なスマイル]　　[短い歯冠長によるガミースマイル]　　[理想的な状態]　[短い歯冠長]

| 図25 | 短い歯冠長によるガミースマイル |

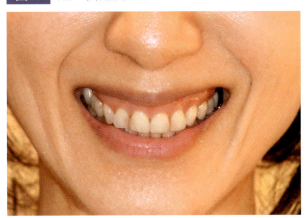

図25a　天然歯による短い歯冠長．

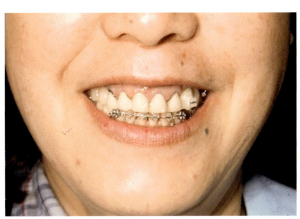

図25b　補綴装置による短い歯冠長．（東京都開業・土屋賢司先生のご厚意による）

| 図26 | 短い歯冠長治療の模式図：歯肉切除と補綴処置 |

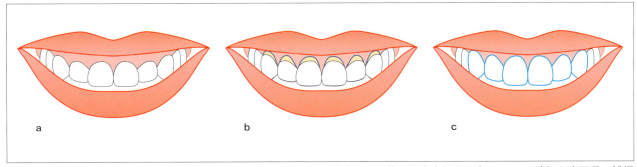

図26a〜c　a：術前．b：骨削除をともなう歯肉切除術にて，適切な歯冠長の位置に歯肉縁を設定する．c：適切な歯冠長の補綴装置を装着する．

4）−2　治療方法

　適切な歯冠長を獲得するため，骨切除を含む歯肉切除を行い歯肉縁を切端側に移動させ，適切な歯冠長の補綴装置を装着する．もしくは，矯正歯科治療にて上顎前歯を圧下させることで，歯肉縁を根先側に移動させ，歯肉の露出を改善した後に適切な歯冠長の補綴装置を装着する（図26）．または，全顎の矯正治療にて上顎前歯圧下後に臼歯を圧下，もしくは下顎前歯を挺出させて適切な咬合関係を獲得させる（図27）．

図27 短い歯冠長の治療の模式図：矯正歯科治療と補綴処置

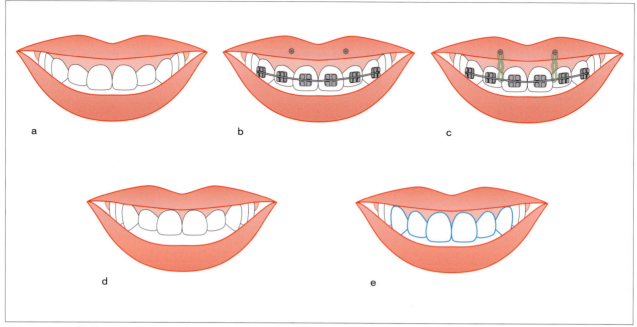

図27a〜e　a：術前．b：アンカースクリュー埋入．c：矯正歯科治療にて上顎前歯を圧下．d：その後，下顎を矯正歯科治療にて咬合させる．e：必要に応じて，適切な歯冠長の補綴装置を装着する．

5）上顎前歯の咬耗による対処性の挺出

　重度の歯ぎしり（ブラキシズム，ブラキサー）を呈する患者の場合，歯が削れて歯冠長が短くなることがある．とくに，下顎が前後に動くような歯ぎしりを強くすると前歯が咬耗する．咬耗した歯は，恒常性（生体の内部や外部の環境因子の変化にかかわらず，生理機能が一定に保たれる性質）により，対合歯と咬合しようとして挺出する．この状態が長期間続くと歯は咬耗と挺出を繰り返し，歯肉縁が切端側に移動して歯肉の露出が多くなりガミースマイルとなる（図28, 29）．特徴として，前歯歯冠長の減少，経年的な歯肉露出量の増加が挙げられる．

5）−1 診断方法

　歯冠長の減少を確認する．また，問診により経年的に歯冠長の減少，歯肉の露出の増加があったかを確認する．歯冠長の減少がある場合は，咬耗によるものかを確認する．通常，前歯切端部における咬耗痕，象牙質の露出が認められる．長い期間をかけて経年的に進行するため，知覚過敏などの症状は認められないことが多い．

5）−2 治療方法

a．上顎前歯の圧下後の補綴処置
b．歯冠長延長術後の補綴処置

> **図28** 咬耗への対処性の挺出によるガミースマイルの模式図

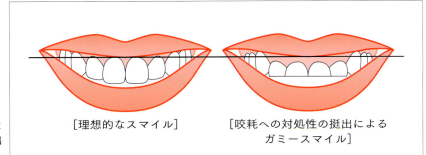

[理想的なスマイル]　　[咬耗への対処性の挺出によるガミースマイル]

図28　上顎前歯がブラキシズムなどにより咬耗すると，咬合の恒常性により挺出し，ガミースマイルとなる．

> **図29** 咬耗への対処性の提出によるガミースマイル

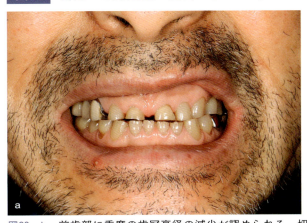 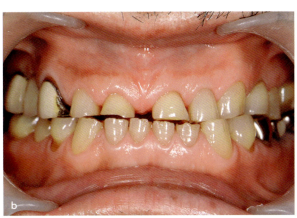

図29a, b　前歯部に重度の歯冠高径の減少が認められる．切端の状態などから，咬耗によるものと考えられる．咬耗にあわせて，上顎前歯の挺出が起こり，歯肉の露出が多くなっている．

5）- 2 - a 上顎前歯の圧下後の補綴処置

　前歯の挺出量が少ない場合は，抜髄処置を行わずに歯冠長延長術と補綴処置でガミースマイルを改善できるが（図30），挺出量が多い場合は抜髄処置が必須となってしまうため，矯正歯科治療による上顎前歯の圧下が必要になる．挺出した歯を元の位置に戻して，削れてしまった歯冠形態を補綴装置にて回復する．つまり，挺出した前歯を矯正歯科治療にて圧下させ，適切な位置に移動したら補綴処置にて歯冠形態を回復させる（図31）．

5）- 2 - b 歯冠長延長術後の補綴処置

　適切な歯冠長を獲得するために，骨削除を含む歯肉切除を行い，歯肉縁を切端側に移動させ，適切な歯冠長の補綴装置を装着する．この際，生活歯であれば多くの場合に抜髄処置が必要となる．また，圧下を行わずに補綴処置を行うと歯根-歯冠比が悪くなるため，術後の安定が図れなくなることがある．

| 図30 | 咬耗への対処性の挺出によるガミースマイルの改善の模式図1 |

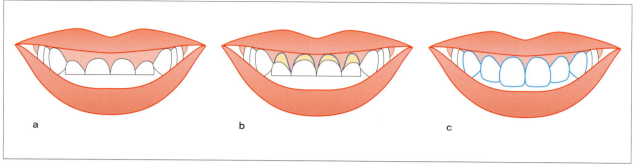

図30a〜c　a：術前．b：骨削除をともなう歯肉切除術にて，適切な歯冠長の位置に歯肉縁を設定する．c：適切な歯冠長の補綴装置を装着する．

| 図31 | 咬耗への対処性の挺出によるガミースマイルの改善の模式図2 |

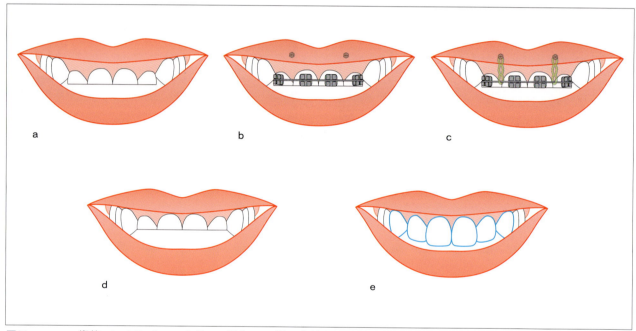

図31a〜e　a：術前．b：アンカースクリュー埋入．c：矯正歯科治療にて上顎前歯を圧下．d：圧下終了．e：適切な歯冠長の補綴装置を装着する．

　ここまでの章で述べてきたように，ガミースマイルはさまざまな11の要因によって発現する．しかも，これらが単独で起こる場合は稀で，多くの場合は複数の要因が合わさりガミースマイルとなる．多くの要因によりガミースマイルとなっている場合，その1つを改善しても満足のいく結果を得られないこともある．十分な治療結果を得るためには，診断時にすべての要素を診査し，その要因を把握し，適切な処置を行うことが重要となる．

知っておきたい基礎知識３：矯正歯科

アングル分類

アングル分類とは不正咬合の分類法で，上下顎歯列の前後的位置を上下第一大臼歯の咬合関係によって分類したものである（図A）.

- アングルⅠ級：上顎第一大臼歯の頬側近心咬頭が下顎第一大臼歯の頬面溝と咬合する．
- アングルⅡ級1類：アングルⅠ級より上顎第一大臼歯が近心に咬合し，上顎前歯が唇側傾斜をともなうもの．
- アングルⅡ級2類：アングルⅠ級より上顎第一大臼歯が近心に咬合し，上顎前歯が舌側傾斜をともなうもの．
- アングルⅢ級：アングルⅠ級より上顎第一大臼歯が遠心に咬合する．

とてもシンプルな分類法で，現代までもっとも日常的に使われている．この分類により，大まかに患者の状態を把握することができる．基本的に水平成分の分類であり，垂直成分については言及されていない．

アングル分類

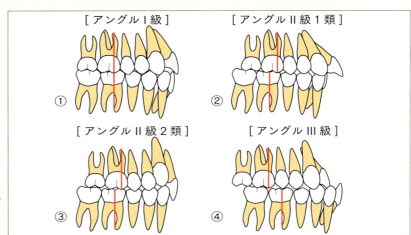

図A ①：アングルⅠ級．②：アングルⅡ級1類．③：アングルⅡ級2類．④：アングルⅢ級．

知っておきたい基礎知識４：基礎歯学

歯の能動的萌出と受動的萌出

通常，歯の萌出は2つの段階を経て行われる．能動的萌出（active eruption）と受動的萌出（passive eruption）である．

歯槽骨内で形成された歯胚は，歯根の形成とともに歯冠側へ移動し，臨床的咬合平面に達し停止する．この，歯冠自体が移動して萌出することを能動的萌出（active eruption）という．能動的萌出が停止したとき，歯冠のすべてが歯肉より露出してはおらず，歯冠の約1/3は歯肉に覆われている．その後，歯冠自体は動かず歯肉を含む歯周組織が根尖側へ移動し，歯冠がさらに露出する．この歯周組織の根尖側への移動による歯の萌出を受動的萌出（passive eruption）という．この2つの機序が正常に行われることによって，歯は完全萌出となる（図B）.

完全に萌出した歯の周囲組織は，セメント-エナメル境（CEJ）より約1mm歯冠方向に歯肉縁が位置し，CEJより2mm根尖側に歯槽骨縁が位置する．CEJより歯肉縁までの歯肉とエナメル質との隙間を歯肉溝，歯肉溝底部より約1mmに上皮性の付着が，さらに根尖側よりに約1mmの結合組織性の付着が存在する．この歯槽骨頂から歯肉溝底部までの歯肉の付着幅（約2mm）を骨縁上組織付着（supracrestal tissue attachment）という．これは，2017年に改名される前は生物学的幅径（biologic width）といわれていたものである．正常な歯周組織を維持するためには，これらを合わせた約2mmの付着が必要となる（図C）.

正常な萌出機序の模式図

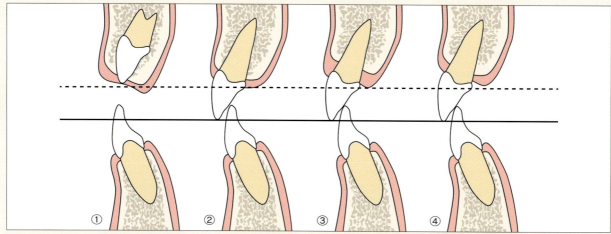

図B ①：歯胚が切端側へ移動（能動的萌出）．②：臨床的咬合平面に達し，切端側への萌出が止まる．③：歯は動かず，歯槽骨縁が歯根側へ移動する（受動的萌出）．④：その後，歯槽骨に追随し，歯肉縁が歯根側へ移動する（受動的萌出）．

正常な萌出後の歯周組織

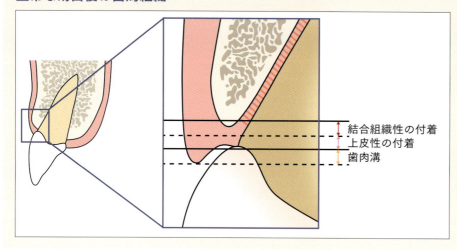

図C 歯槽骨縁から切端側1mmに結合組織性の付着，さらに1mmに上皮性の付着，さらに1mm歯肉溝が存在する．

[第4章]
参考文献
1. Coslet JG, Vanarsdall R, Weisgold A. Diagnosis and classification of delayed passive eruption of the dentogingival junction in the adult. Alpha Omegan. 1977 Dec;70(3):24-8.

第 5 章

症例にみる
ガミースマイルの
診断と治療

Introduction

ガミースマイルを引き起こす 11 の要因，これらをもらすことなく診断し，
治療を行うことが，ガミースマイル改善に重要である．本章では，さまざま
な要因をもつ 11 の症例を提示する．

歯周的 アプローチ	**症例 1**　受動的萌出不全：歯肉切除 **症例 2**　能動的萌出不全：骨削除を含む歯肉切除
外科的 アプローチ	**症例 3**　上唇の過挙上：口唇移動術
投薬的 アプローチ	**症例 4**　上唇の過挙上：ボツリヌス療法
矯正的 アプローチ	**症例 5**　上顎前歯の過萌出：上顎前歯の圧下 **症例 6**　上顎骨の垂直方向の増加（下降）：上顎歯列全体の圧下 **症例 7**　上顎骨の垂直方向の増加（下降）＋水平方向の増加（前突）：上顎前突改善後の上顎歯列の圧下

歯周的補綴的 アプローチ	**症例 8**　能動的萌出不全：クラウンレングスニング後の補綴処置
矯正的歯周的 アプローチ	**症例 9**　上顎骨の垂直的成分の増加（下降）と萌出不全：上顎歯列の圧下と歯肉切除術
矯正的補綴的 アプローチ	**症例 10**　咬耗による対処性の挺出：上顎前歯圧下後の補綴処置
矯正的外科的 アプローチ	**症例 11**　上顎骨の垂直方向の増加（下降）：Le Fort Ⅰ型による上顎歯列の圧下，SSRO による下顎セットバック

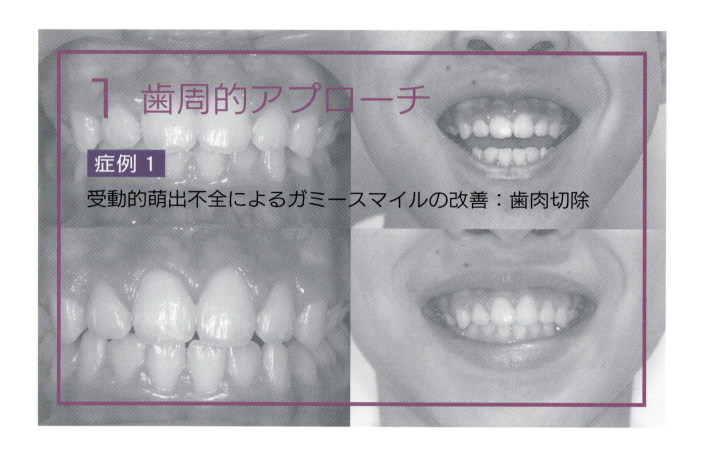

1 歯周的アプローチ

症例 1

受動的萌出不全によるガミースマイルの改善：歯肉切除

症例の概要

　本症例の患者は，以前に矯正歯科治療を受けており，その後ガミースマイルの改善を希望された．歯の位置には問題がなく，受動的萌出不全(altered passive eruption)が認められるため，歯肉切除を行ってガミースマイルを改善した症例である．

患者：10代，男性．
主訴：笑ったときに歯ぐきが見える．
既往歴：幼少のころから歯肉が見えるのを気にしていた．歯科医院では歯の萌出にともない改善されると言われたが，永久歯列完成間際になっても改善されず，友人にも指摘されるようになり本人も改善を望むようになった．
現病歴：全身的に健康で特記事項はなし．
顎関節所見：側方運動は左右ともにスムーズで，クリック音，疼痛などは認められない．

顔貌所見

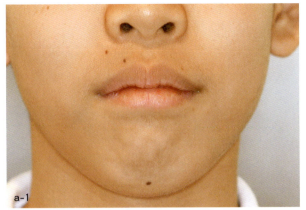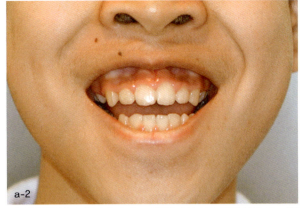

図1 a-1, a-2　側貌ではコンベックスタイプの口元を呈し，若干の口唇閉鎖不全が認められた．正貌では左右ほぼ対象で，顎の偏移は認められない．スマイル時に約5mmの上顎歯肉の露出が認められ，ガミースマイルを呈している．上唇の挙上量は22.0％であり，大きい傾向にあるが正常範囲内である．

check! この症例でどこを見るか？

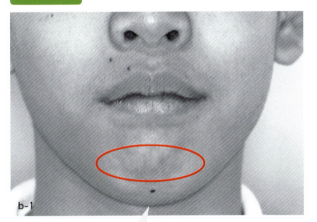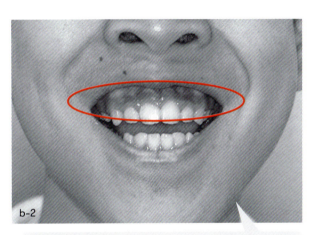

❗ 口唇閉鎖時に緊張がある．

❗ 歯肉の露出は前歯部で顕著．前歯部，臼歯部の歯冠高径は短い．

　まず確認すべきことは，歯肉の露出部位と側貌タイプである．側貌のタイプは，口元の突出したコンベックス（凸型），口元が鼻尖とオトガイを結んだ線（E-line）と同位置にあるストレートタイプ，ストレートタイプよりも内側に口元が入っているコンケイブタイプ（凹型）の3つに分類される．本症例の側貌タイプは，口元の突出感がありコンベックスタイプ（凸型）であった．口唇閉塞時，オトガイに緊張も認められる（❗）．コンベックスタイプの場合は，上顎前突か上下顎前突が考えられる．

　歯肉の露出は前歯部と臼歯部に認められるが，前歯部が顕著である（❗）．軟組織と硬組織両方の要因が考えられる．軟組織では萌出不全，硬組織では上顎の垂直成分の増加（下降）である．臼歯部の歯冠高径をみると歯冠長の約1／2しか露出していないことが認められるため（❗），軟組織による要因である可能性が高い．上顎の垂直成分の増加（下降）の診断は，セファロ分析を用いて行う．

　臨床的歯冠形態はスクエアタイプであるため，口腔内における軟組織の要因を確認する（▶症例5，106ページ参照）．また，患者は若年者であるため，犬歯，小臼歯に関しては萌出途中の可能性も考慮する．

口腔内所見

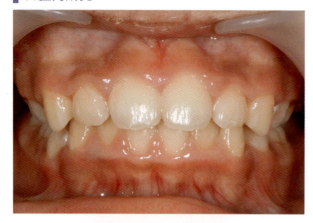
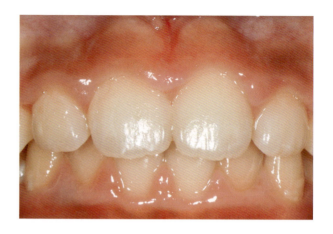
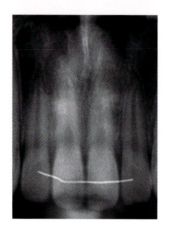

c-1	c-2
c-3	

図1 c-1～c-3 臨床的歯冠長は短く，臨床的歯冠形態はスクエアタイプである．上顎両側犬歯は萌出開始直後であり，受動的萌出途中のため歯冠高径は短い．エックス線写真では，骨吸収，歯根吸収などの像は認められない．

check! この症例でどこを見るか？

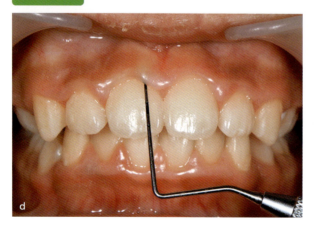

❗ 臨床的歯冠形態は，スクエアタイプ．

❗ 歯周ポケット計測後，エックス線写真を参考にCEJまでの距離を計測する．

臨床的歯冠形態がスクエアタイプでガミースマイルとなっている場合は，その原因を診断する（❗）．本来の形態がスクエアタイプなのか，歯周組織に問題がありスクエアタイプに見えるのかを，歯周ポケット検査により確認する．

歯肉に腫脹はないが，歯周ポケットが深いことから萌出不全であると診断した（❗）．歯槽骨縁がCEJより根尖側にあり十分な付着があれば受動的萌出不全，歯槽骨縁がCEJに近接している場合は能動的萌出不全と診断する．本症例の場合は，CEJより歯槽骨縁までの距離があったため，受動的萌出不全と診断した．

本症例におけるガミースマイルの診断

軟組織診断：口唇の挙上量は22.0%であり，平均的である．歯肉の状態は，歯周ポケットが全体的に深いが病的腫張や出血は認められない．CEJと歯槽骨縁には一定の距離があるため，受動的萌出不全と診断した．

硬組織診断：過去に矯正治療（混合歯列期におけるⅠ期治療）を行っているため，若干のアングルⅡ級傾向はあるが，歯列や前歯歯軸に大きな問題は認められない．

フローチャートでは，2nd checkの「受動的萌出不全」が当てはまる．

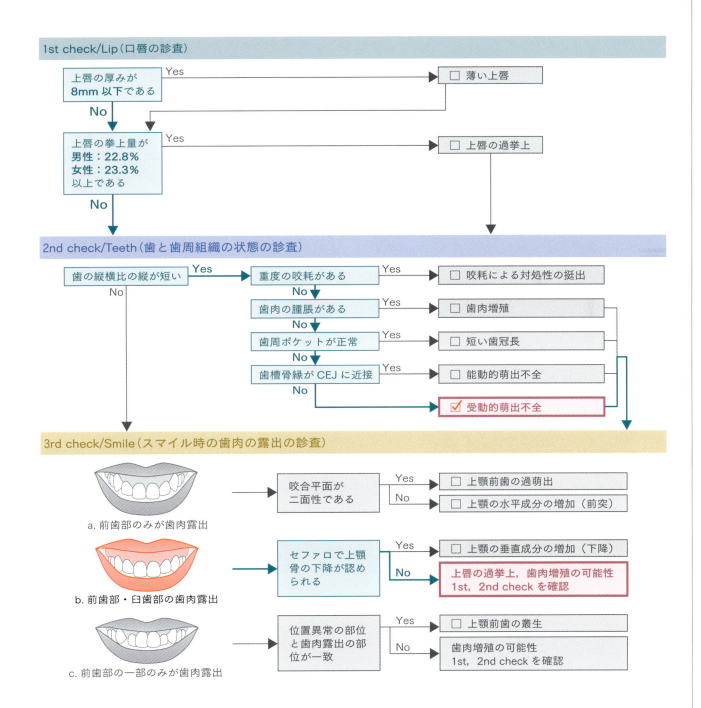

本症例におけるガミースマイルの治療

1．症例の問題点
- 受動的萌出不全
- ガミースマイル

2．治療計画
　患者は受動的萌出不全によるガミースマイルである．また，軽度のアングルⅡ級2類である．ガミースマイル改善のために，上顎前歯の歯肉切除（クラウンレングスニング）を行い，その後，成長における変化を経過観察し，成長終了後に最終的な矯正歯科治療を行う．

3．治療方法
- 上顎前歯の歯肉切除
- 経過観察

治療のながれ

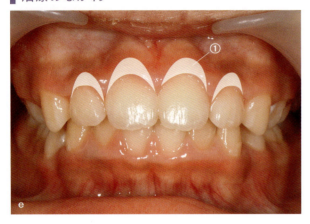

① 歯肉切除
② 経過観察

実際の治療

歯肉切除

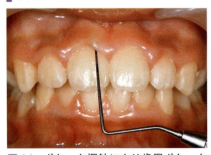

図1f　ポケット探針により歯周ポケットを測定．浸麻下にて，CEJから骨縁までの距離を測定する．十分な付着があれば歯肉切除のみを行う．

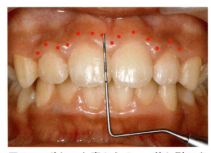

図1g　ポケット底から1mm差し引いた位置を，歯肉表面から探針先端を差し込みプロットしていく．

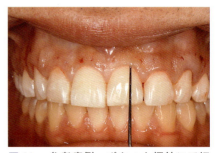

図1h　参考症例．ポケット探針にて切開線をプロットした口腔内写真．ポケット測定した数値から1mm差し引いた位置を歯肉表面からポケット探針を刺し，プロットしていく．

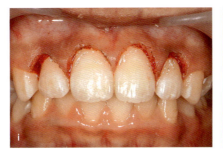
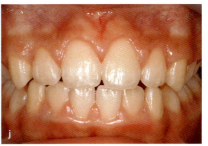

図1i　プロットした点に沿って歯肉切除を行う．犬歯は萌出途中であるため，歯肉切除は行わない．
図1j　術後3か月．歯肉は安定し，適切な歯冠長となっている．

■ 術前・術後の比較

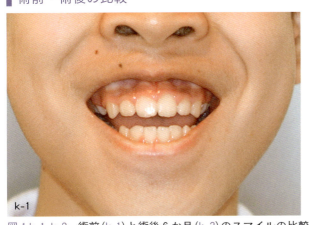
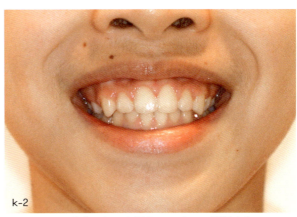

図1 k-1, k-2　術前（k-1）と術後6か月（k-2）のスマイルの比較．ガミースマイルは改善され，良好なスマイルが獲得されている．

■ 術後4年

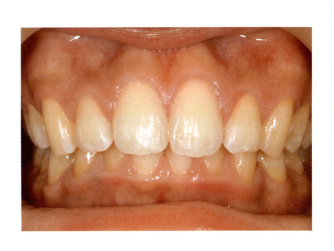

図1l　歯肉は安定し，臨床的歯冠長は維持されている．両側犬歯の歯肉切除は行っていないが，受動的萌出不全は起こっておらず，適切な歯冠長となっている．追加の治療は行っていない．

症例1のまとめ

　本症例では，受動的萌出不全を要因とするガミースマイルを歯肉切除を行い改善した．患者が若年者であったため，永久歯列完成後に矯正歯科治療を行い，その後に歯肉切除を行ってもよかったが，友人に指摘されることもあり早期の改善を本人，両親ともに希望された．
　術後の経過は良好で，4年経過しても歯肉の後戻りは認められない．また，歯肉切除を行っていない犬歯の歯冠長も適切になっている．

1 歯周的アプローチ

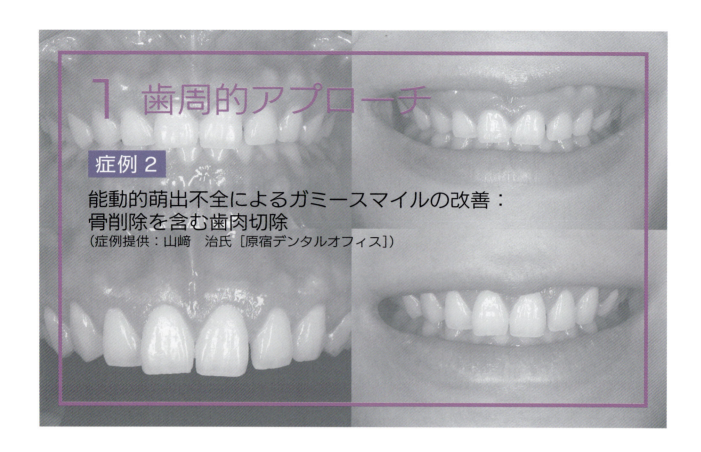

症例 2

能動的萌出不全によるガミースマイルの改善：
骨削除を含む歯肉切除
（症例提供：山﨑　治氏［原宿デンタルオフィス］）

症例の概要

　患者は，過去に部分矯正歯科治療により正中離開を改善している．現在，大きな歯列不正はないが，ガミースマイルの治療を希望された．能動的萌出不全（altered active eruption）が認められたため，骨削除を含む歯肉切除を行ってガミースマイルを改善した症例である．

患者：20代，女性．
主訴：笑ったときに歯ぐきが見える．
既往歴：正中離開と笑ったときに歯肉が見えるのを気にしていた．正中離開は部分矯正治療で改善したが，歯肉が見えることも改善したいと思い治療を行うこととなった．
現病歴：全身的に健康で，特記事項はなし．
顎関節所見：顎関節に異状は認めなかった．

顔貌所見

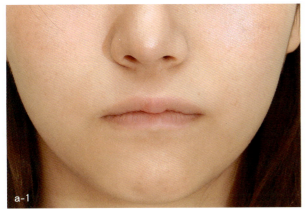
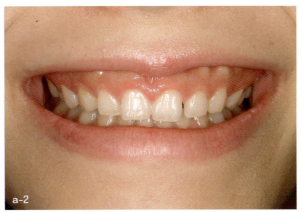

図2 a-1, a-2　側貌ではストレートタイプの口元を呈し，口元の突出感はなかった．正貌では左右ほぼ対象で顎の偏移は認められない．スマイル時に約6mmの上顎歯肉の露出が認められ，ガミースマイルを呈している．上唇は8mmと薄い傾向にある．上唇の挙上量は，正常であった．

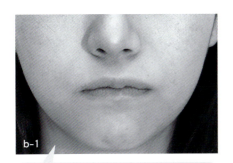
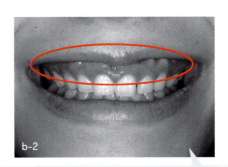

❗ 正貌では大きな問題はない．　　　　　　　　　　　　❗ 小臼歯部まで歯肉の露出が認められる．

check! この症例でどこを見るか？

まず，確認すべきことは，側貌タイプと歯肉の露出部位である．

本症例の側貌タイプは口元の突出感はなくストレートタイプであり，骨格的な問題はないと思われた．正貌では大きな問題はみられなかった（❗）．歯肉の露出は，前歯部と小臼歯部に認められる（❗）．

歯肉の厚みが均一で健康的な状態であるため，歯肉増殖ではなく萌出不全と考えられる．

能動的萌出不全，受動的萌出不全のどちらかであるが，口腔内診査，エックス線診査などで最終診断をする．

口腔内所見

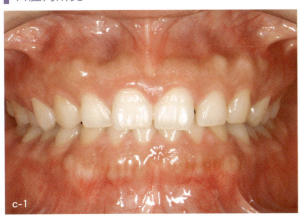
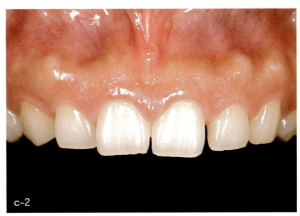

図2 c-1, c-2　臨床的歯冠長は短く，臨床的歯冠形態はスクエアタイプである．CT画像では骨吸収，歯根吸収などは認められなかった．

check! この症例でどこを見るか？

このような，臨床的歯冠形態がスクエアタイプで，歯肉の厚みが厚いような症例では，その要因が何によるのかを診る（❗）．本来の形態がスクエアタイプなのか，歯周組織に問題がありスクエアタイプに見えるのかを，まずは歯周ポケットを診ることで確認する．本症例は，歯肉に腫脹はないが歯周ポケットが深いことで，萌出不全であると診断した．

歯槽骨縁がCEJより根尖側にあり十分な付着があれば，受動的萌出不全，骨頂がCEJに近接している場合は能動的萌出不全と診断する．これは，エックス線写真，CT，もしくは浸潤麻酔下でのサウンディングで最終診断をする．

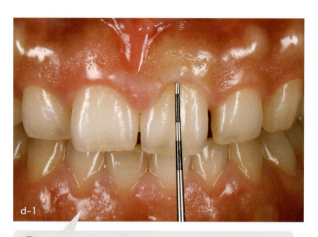

d-1
- ❗ 臨床的歯冠形態はスクエアタイプ．
- ❗ 歯周ポケット計測後，エックス線写真およびCT画像を参考にCEJまでの距離を計測する．

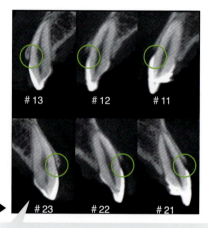

d-2 ▶
- ❗ 上顎前歯部のCT矢状面画像から，CEJに近接した歯槽骨縁が認められる．

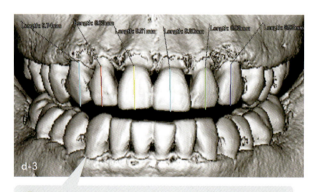

d-3
- ❗ CT正面画像からもCEJと歯槽骨縁が近接していることがわかる．

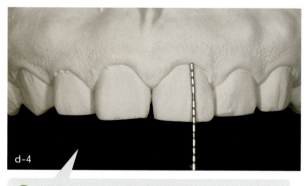

d-4
- ❗ 上顎中切歯の臨床的歯冠長は8mm．日本人の標準的数値10mmより少ない．

check! この症例でどこを見るか？

口腔内診査で認められたスクエアな臨床的歯冠形態の要因を歯周ポケット診査，CT画像で確認する（❗）．中切歯における歯周ポケットは4mm，歯肉に炎症は認められない．CT画像での歯冠形態は，臨床的歯冠形態より長径が長く，CEJに近接した歯槽骨縁が認められるため（❗），能動的萌出不全と診断し，治療法は骨削除を含む歯肉切除術（クラウンレングスニング）とした．

本症例におけるガミースマイルの診断

軟組織診断：口唇の挙上量は約20％と平均的である．歯肉の状態は歯周ポケットが深い傾向にあるが，病的腫脹や出血は認められない．CEJと歯槽骨縁の距離は近接していたため，能動的萌出不全である．

硬組織診断：側貌における口元の突出感，口唇閉鎖不全もなく，骨格の前後的な不調和も認められない．切歯切縁の垂直的な位置も，問題ないと思われる．本症例において，セファロは撮影していない．

フローチャートでは，2nd checkの「能動的萌出不全」が当てはまる．

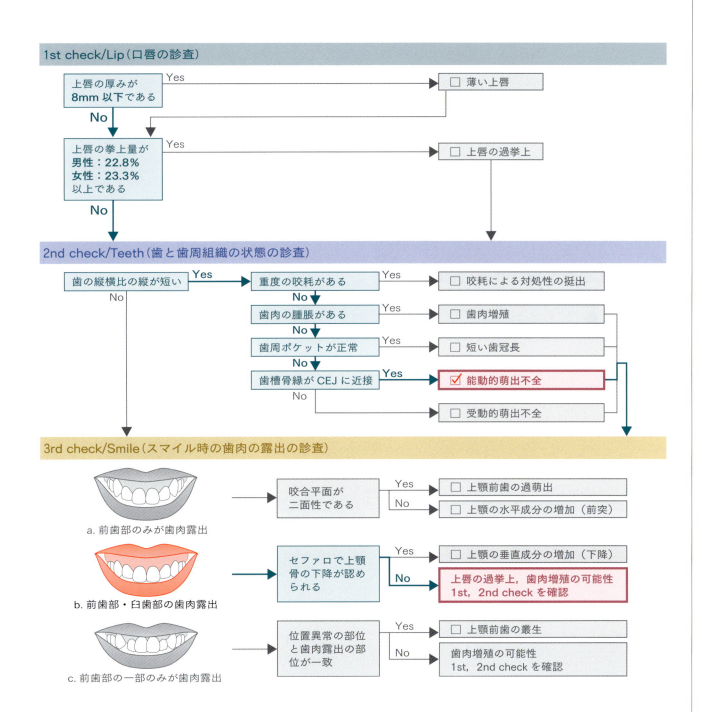

本症例におけるガミースマイルの治療

1．症例の問題点
- 能動的萌出不全
- ガミースマイル

2．治療計画
患者は能動的萌出不全によるガミースマイルである．歯列に若干の空隙はあるが，大きな咬合不全はない．ガミースマイル改善のために，骨削除を含む歯肉切除（クラウンレングスニング）を行う．

3．治療方法
- 上顎前歯の骨削除を含む歯肉切除
- 経過観察

治療のながれ

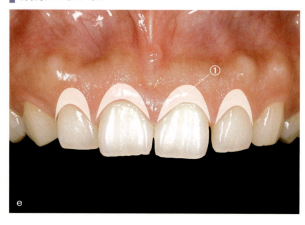

①骨削除を含む歯肉切除
②経過観察

実際の治療

歯肉切除術

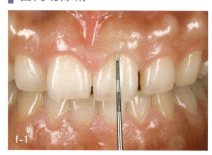
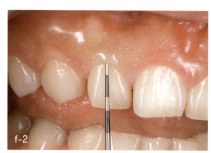
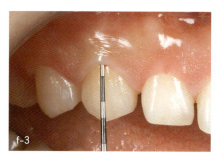

図2 f-1〜f-3　ポケット探針により歯周ポケットを測定．浸麻下にて，CEJから骨縁までの距離を測定した．

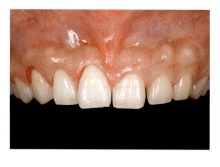
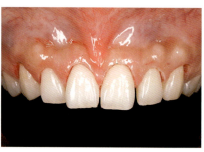

| g-1 | g-2 |

図2 g-1, g-2　ポケットの深さを参考に歯肉切除を行う．

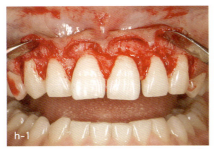
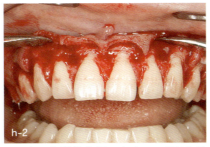
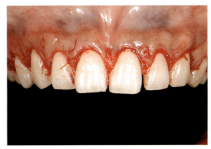

図2 h-1, h-2　歯冠乳頭を温存し，剥離する．十分な付着を得るために，CEJより3mm縁上までの骨を削除する．

図2 i　歯肉弁を戻し縫合する．

術後1か月

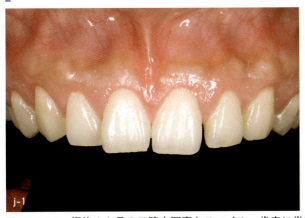
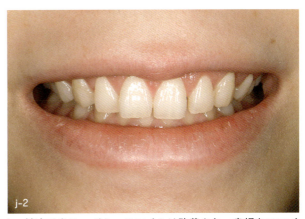

図2 j-1, j-2　術後1か月の口腔内写真とスマイル．歯肉に炎症はなく，健康である．ガミースマイルは改善され，良好なスマイルが獲得されている．

術前・術後のスマイルの比較

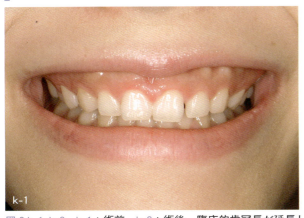
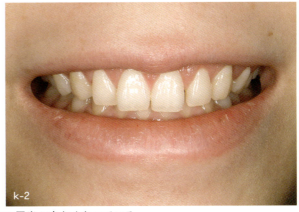

図2 k-1, k-2　k-1：術前．k-2：術後．臨床的歯冠長が延長し，歯肉の露出が少なくなっている．

症例2のまとめ

　本症例は，能動的萌出不全におけるガミースマイルを骨削除を含む歯肉切除にて改善した．前述の受動的萌出不全と口腔内の歯周組織所見はほぼ同じであるが，CEJから歯槽骨縁までの距離が少なく，十分な骨縁上組織付着（旧生物学的幅径）が得られていないことが特徴である．

　このような症例を骨削除を行わずに歯肉切除のみで対応すると，数年後に歯肉の後戻りが起こる可能性が高い．十分な術前診査が必要である．

2 外科的アプローチ

症例3

上唇の過挙上によるガミースマイルの改善：口唇移動術
（症例提供：飯倉拓也氏［飯倉歯科医院］，堀内康志氏［明海大学PDI東京歯科診療所］，松田 哲氏［明海大学PDI東京歯科診療所／明海大学歯学部機能保存回復学講座オーラル・リハビリテーション学分野］）

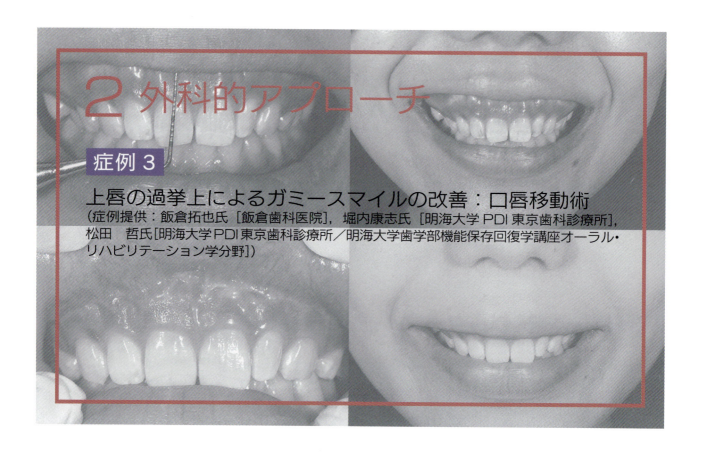

症例の概要

　本症例[1]は，上唇の過挙上が要因のガミースマイルを上口唇移動術（リップリポジショニング）にて改善したものである．術後の挙上量の予測が困難な方法ではあるが，本症例では術前に組織の切除を行わない可逆的試験処置を行い，一週間の経過観察後に口唇移動術を行った．これにより術者，患者ともに術後の挙上量を視認でき，予知性の高い施術が行えた．

患者：20代，女性．
主訴：歯肉の露出が気になる．
既往歴：中学生の頃より上顎前歯部歯肉の露出を気にかけていた．口腔領域への審美的欲求は高いと感じられた．
現病歴：特記事項はなし．
顔貌所見：側貌ではストレートタイプの口元を呈し，口元の突出感はない．正貌では左右ほぼ対象で顎の偏移は認められない．スマイル時に約8mmの上顎歯肉の露出が認められ，ガミースマイルを呈している．
顎関節所見：顎関節症状はなく，クリック音，疼痛などの所見はない．

▌顔貌所見

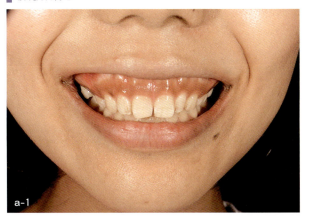
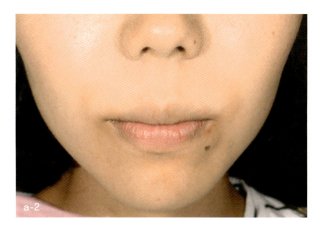
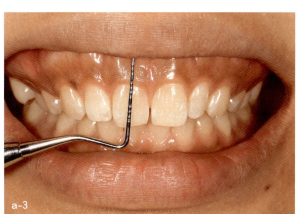

図 3 a-1〜a-3 スマイル時の口元写真．正貌は左右ほぼ対象で，下顎の偏位は認められない．スマイル時に約 8 mm，歯肉の露出が認められる．上唇の挙上量は，写真での計測では36％であった．

check! この症例でどこを見るか？

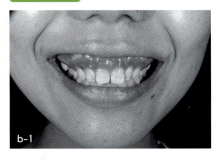
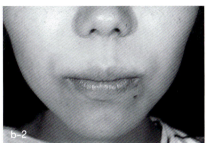
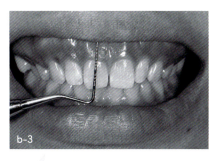

❗ 小臼歯部まで歯肉の露出が認められる．歯冠形態に問題はない．

❗ 口唇はリラックスした状態で閉鎖しており，オトガイに緊張はない．

❗ 歯肉の露出量は 8 mm．

　本症例のような臼歯部まで歯肉の露出が認められる顔貌で確認すべきことは，側貌タイプと歯冠形態である．側貌タイプは口元の突出感はなく，スト レートタイプであり，骨格に前後的な問題はないと思われる．歯肉の露出は，前歯部と小臼歯部に認められるが，臨床的歯冠形態に問題はない（❗）．

口腔内所見

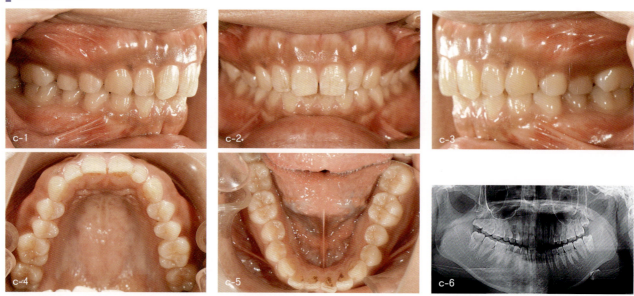

図3 c-1〜c-6　前歯部歯冠形態に問題はない．臼歯関係はアングルⅠ級である．骨吸収や歯根吸収などは認められない．

check! この症例でどこを見るか？

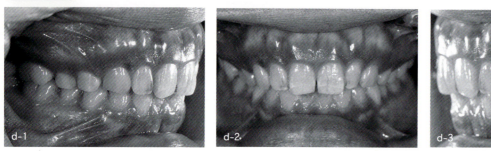

❗ 咬合関係は良好で，1歯対2歯の咬合関係．

❗ 歯周ポケットに問題はなく，炎症もない．

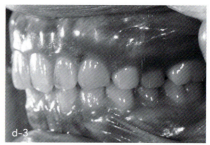

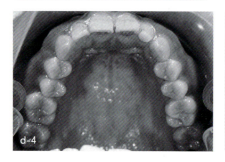

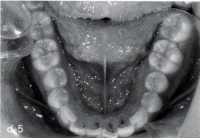

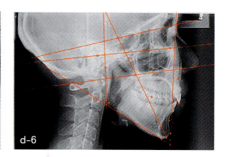

❗ セファロ分析の数値では，平均値を大きく超える項目はない．

　臨床的歯冠形態，歯周組織，咬合状態を確認する．臨床的歯冠形態には大きな問題はなく，歯周ポケットも2 mmを超える部分はなく，咬合関係も1歯対2歯で良好である（❗）．セファロ分析でも，1 S.D.を超える項目はない（❗）．このように口腔内に大きな問題がない場合は，ガミースマイルの要因としては口唇の過挙上を疑う．

本症例におけるガミースマイルの診断

軟組織診断：口唇の挙上量が大きい．歯肉の状態，歯の位置は問題がない．
硬組織診断：セファロ分析では，平均値を大きく超える項目はなく，硬組織に問題はない．

　チャートでは，1st checkでは口唇の厚さには問題はないが，上唇の挙上量が36％であり「上唇の過挙上」に当てはまる．2nd checkに該当する項目はない．3rd checkでは「前歯部・臼歯部の歯肉露出」に該当し，セファロ分析では上顎骨の下降が認められないため，「上唇の過挙上」に該当する．

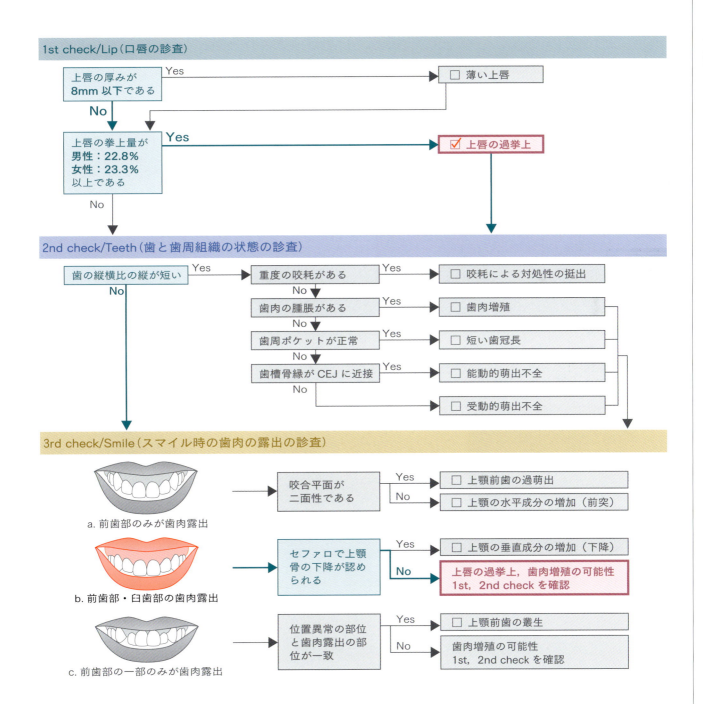

本症例におけるガミースマイルの治療

1．症例の問題点
- 上唇の過挙上
- ガミースマイル

2．治療計画
　患者は，上唇の過挙上によるガミースマイルである．歯列に若干の空隙はあるが，大きな咬合不全はない．ガミースマイル改善のために，口唇移動術（リップリポジショニング）を行う．

3．治療方法
- 口唇移動術（リップポジショニング）

治療のながれ

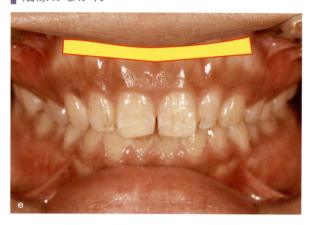

①可逆的口唇移動術
②口唇移動術
③経過観察

実際の治療

可逆的口唇移動術

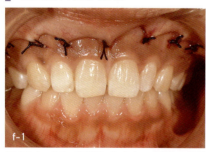
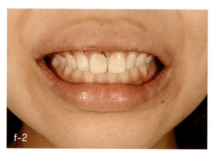
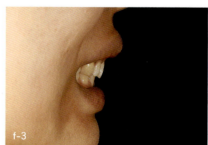

図3 f-1～f-3　施術に先立ち，組織の切除を行わず口唇粘膜と歯槽粘膜を縫合する可逆的口唇移動術を行った．縫合した状態でのスマイルラインを患者に確認してもらい，縫合する位置を修正しながら患者満足が得られるまで繰り返した．上唇挙上が制限された状態を患者自身が許容できるか確認後，口唇移動術を行うことを決定した．

口唇移動術

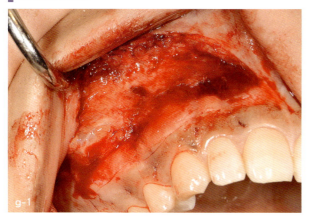
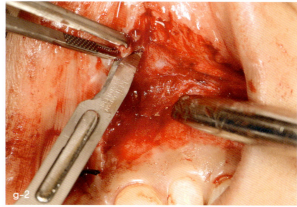
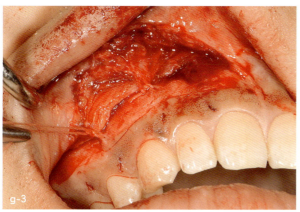
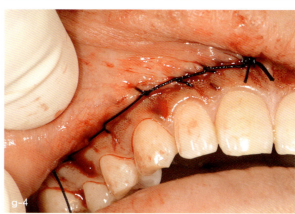

図3 g-1〜g-4　術式は上唇小帯を保存することにより，術後の左右非対称などの合併症を予防できる改良型口唇移動術を選択した．試験的処置を参考に切除範囲を決定，上顎右側より部分層にて剥離を行い，上皮を除去，結合組織を露出させた．口唇移動術後の粘液嚢胞を回避するために小唾液腺は可能な限り除去した．左側も同様に施術した．g-1：可逆的口唇移動術を参考に切除範囲を決定．部分層にて剥離を行った．g-2：小唾液腺を可能な限り除去した（写真は左側の小唾液腺を除去しているところ）．g-3：内側を吸収性の縫合糸にて縫合を行った．g-4：外側に連続かがり縫合を行った．

口唇移動術

g-5	g-6
g-7	g-8

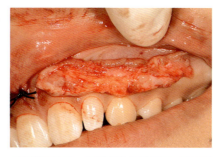
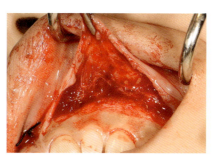
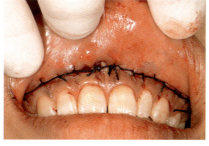
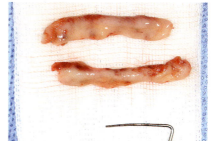

図3 g-5〜g-8　g-5〜g-7：右側の切除組織を参考に左側の切除範囲を決定．左側の剥離，縫合を行った．術後は投薬を行い，氷嚢などで冷却するよう指示した．また，術後1週間は術野に機械的な刺激が加わらないよう，会話や笑うことなど口唇の運動を制限，軟食を摂取するように指示した．g-8：切除した上皮組織．歯肉切除は，ポケットの深さを参考に行う．

術後の経過

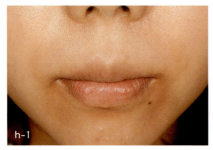
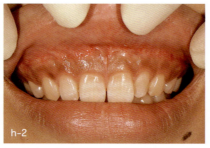
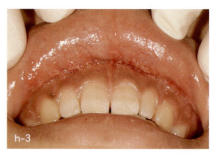

図3 h-1〜h-3　術後1週間で表層の絹糸を抜糸した．患者は腫脹，疼痛を訴え，皮下出血を認めた．この時点では，運動制限の継続を指示した．

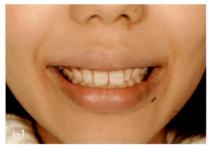
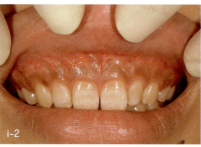
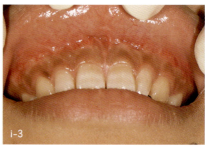

図3 i-1〜i-3　術後1月時には，腫脹，疼痛，皮下出血は消失していた．患者はしゃべりづらさを訴えた．笑ったときの歯肉の露出は認められず，口唇の非対称性などの合併症も認めなかった．

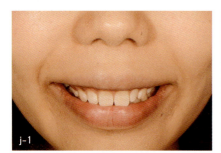
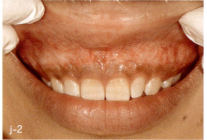
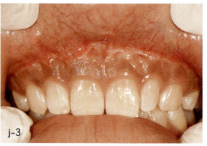

図3 j-1〜j-3　術後3か月時には，しゃべりづらさなどの不快症状は感じなくなっていた．

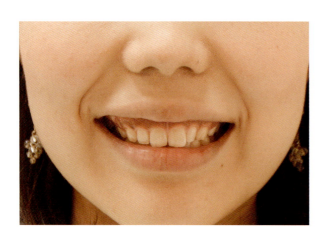

図3 k　術後6か月時，正中部で1mmの歯肉露出を認めた．患者の満足度は非常に高く，自分の笑顔に自信をもてるようになったと報告した．

治療前後のスマイルの比較

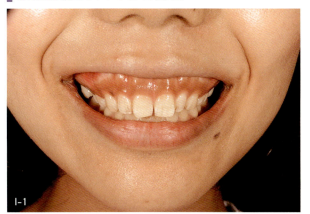 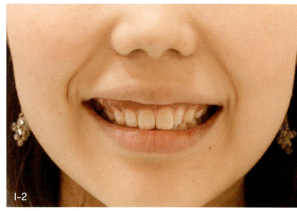

図3 I-1, I-2　I-1：術前．I-2：術後6か月．上唇の過挙上が改善され，歯肉の露出が少なくなっている．

本症例のまとめ

　上唇の過挙上によるガミースマイルに対して可逆的試験処置（可逆的口唇移動術）を含めた口唇移動術を行った．一般的に，切除する組織の幅は意図する口唇の移動量の1／2といわれているが，組織の切除量と上唇稼働量の減少に相関はないといわれている．

　そこで，本症例では術前に可逆的試験処置を行い，術後の状態を術者と患者が確認したうえで施術することにより，予知性の高い治療結果を得ることができている．

参考文献
1．飯倉拓也, 松田哲, 大竹千尋, 草間淳, 飯塚奈々, 小澤万純, 河方知裕, 堀内康志, 齋藤大嵩, 長谷川陽子. 口唇移動術を用いてガミースマイルの改善が得られた症例の1年経過. 日歯周誌. 2019; 61(1): 57-65.

3 投薬的アプローチ

症例 4

上唇の過挙上によるガミースマイルの改善：ボツリヌス療法
（症例提供：古畑　梓氏［古畑歯科医院　古畑いびき睡眠呼吸障害研究所／日本歯科大学附属病院内科臨床准教授］）

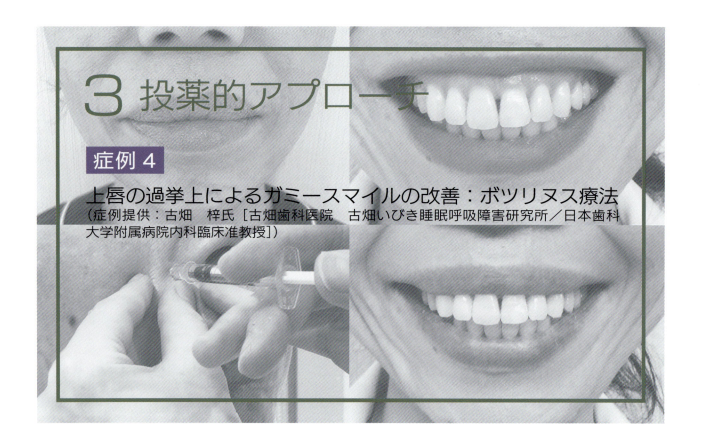

症例の概要

　本症例は，主に上唇鼻翼挙筋の過緊張によって生じているガミースマイルである．笑ったときに歯ぐきが顕著に見え，また上唇および赤唇部の菲薄化，上顎前歯部の歯面と歯肉の乾燥（歯面のプラークの付着や着色）も認められた．

患者：50代，女性．
主訴：笑ったときに歯ぐきが見える．
既往歴：とくになし．
現病歴：全身的に健康で特記事項はなし．
顔貌所見：側貌ではコンベックスタイプの口元を呈し，口元の突出感が認められる．正貌では左右ほぼ対象で顎の偏移は認められない．スマイル時に約6mmの上顎歯肉の露出が認められ，ガミースマイルを呈している．

顔貌所見

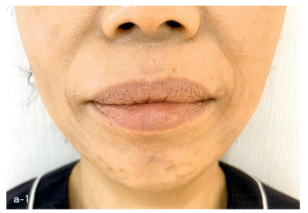
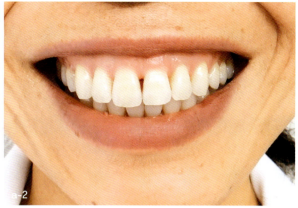
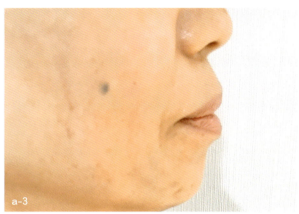
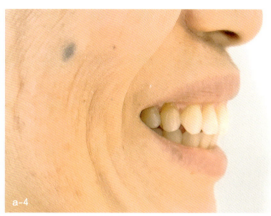

図4 a-1～a-4　a-1：正面（安静時）．a-2：正面（笑顔）．a-3：側貌（安静時）．a-4：側貌（笑顔）．a-2，a-4より，笑った際にほうれい線が顕著に深くなっているのが認められる．

check! この症例でどこを見るか？

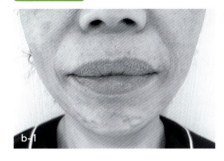
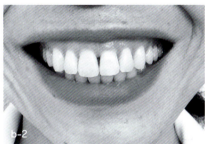

❗ 大きく表情をつくった際（笑った際），ほうれい線が顕著に深くなっている．安静時のリップボリュームと比較して，収縮時はボリュームダウンが顕著にみられる．

　ボツリヌス療法を行う場合は，まず筋肉の弛緩時と収縮時の状態を観察する．患者には繰り返しかつ過度に表情をつくってもらい，表情をよく観察する（❗）．弛緩時（安静時）では，口唇と鼻に注目する．一般的にガミースマイルの患者は上口唇と鼻基部の間の距離が短い．また，上口唇の後退，上口唇が薄い，半開き状態の口元などもみられる．収縮時（可動時）は，上口唇の反転具合に注目する．ガミースマイルの患者では，一般的に外反して薄くなる（❗）．

　本症例では，上唇鼻翼挙上筋の働きが強いことでガミースマイルが生じている．原因筋の特定が重要なポイントとなる．

本症例におけるガミースマイルの診断

軟組織診断：上唇の厚みに問題はない．挙上量は44％と上唇の過挙上が認められる．歯肉の腫張もなく，歯冠形態もスクエアであり，歯肉に問題はない．

硬組織診断：患者は最初からボツリヌス療法を希望していたため，セファロ等の撮影は行っていない．口元を見ると突出感があり，上顎の水平成分の増加（前突）が疑われる．

　チャートでは，1st checkで「上唇の過挙上」が認められる．

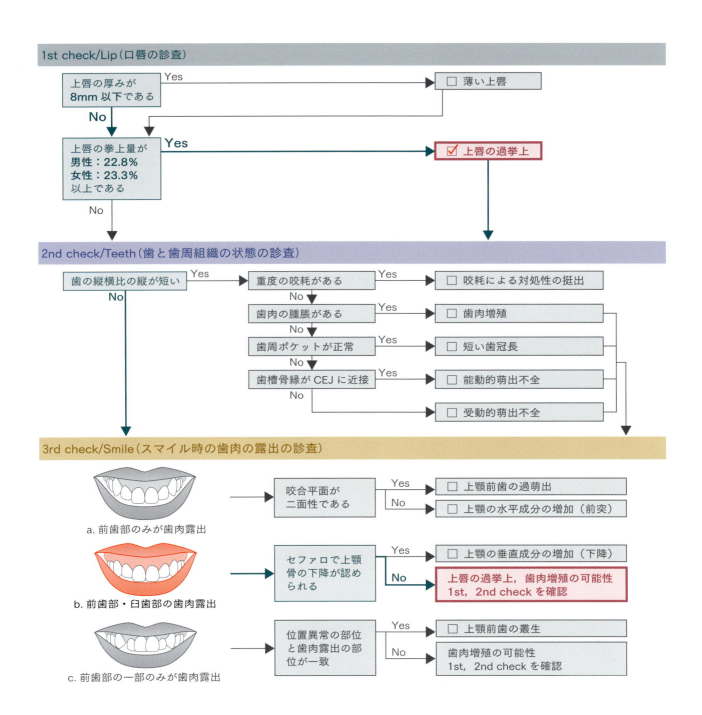

本症例におけるガミースマイルの治療

1．症例の問題点
- 上唇の過挙上
- ガミースマイル

2．治療計画
　本症例は上唇の過挙上によりガミースマイルを呈している．ボツリヌス療法により，上唇を挙上する筋肉（上唇鼻翼挙筋，上唇挙筋）の過剰な働きを抑制し，ガミースマイルを改善することとした．

3．治療方法
- A型ボツリヌス製剤の注入

One Point! ボツリヌス療法

　上唇鼻翼挙筋，上唇挙筋の両方またはいずれかの過剰な働きによってガミースマイルが生じている際は，ボツリヌス療法の適応となる．矯正歯科治療に際しては，上顎前歯部の唇側傾斜予防としても有用である．

　ボツリヌス療法は，ボツリヌス菌が産生するボツリヌス毒素を用いて，主に①筋肉の緊張・過活動，②疼痛，③腺分泌を抑制する．歯科領域以外でも，痙縮や拘縮，斜頸，斜視，多汗症，痙攣性発声障害，眼瞼痙攣，過活動膀胱，片頭痛などさまざまな症例で用いられている．

実際の治療

ボツリヌス製剤を注入する部位の決定

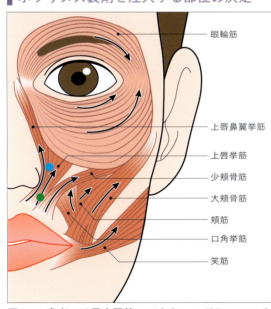

患者に最大限，笑ってもらう．

→**鼻唇溝は浅く，ガミースマイルだけを呈している場合**
投与筋肉：上唇挙筋
投与部位：鼻翼基部最下端からわずかに下方（●[上唇挙筋は口輪筋よりも深部に存在しているため刺入深度に注意が必要である]）

→**鼻翼部で鼻唇溝（ほうれい線）も深くなっているか確認する**
投与筋肉：上唇鼻翼挙筋
投与部位：鼻翼基部側方（●[鼻唇溝最上部の膨隆部分]）

注：両者の混在型の症例もある．その場合，両者同時に投与するのではなく，まず上唇鼻翼挙筋に打ち，1か月以内のリタッチの際に改善具合を確認したうえで，上唇挙筋に追加投与することが望ましい．

図4c　患者には最大限笑ってもらい，ガミースマイル改善のためにボツリヌス製剤を注入すべき部位を決定する．ボツリヌス療法が過剰に奏功した場合，①上唇挙筋，小頬骨筋が完全に麻痺すると鼻唇溝（ほうれい線）が消失し猿のような顔になる，②大頬骨筋が麻痺すると笑うことができなくなる，③上唇鼻翼挙筋が過度に麻痺すると上唇は垂れ下がり表情をつくりにくくなる，④口輪筋に浸潤すると口腔前庭に食渣が溜まりやすくなることがある，ため注意を要する．これらの対策としては，注入するボツリヌス製剤をごく少量のみにする．また，追加の注入が必要となった場合でも，注入する量は最小容量を心がける．

実際の刺入点

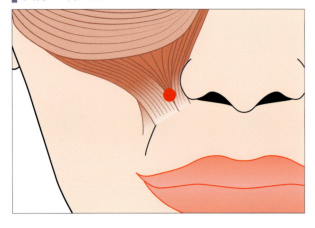

図4d　鼻翼基部最下端から1cm上方を刺入点とした．

ボツリヌス製剤の注入

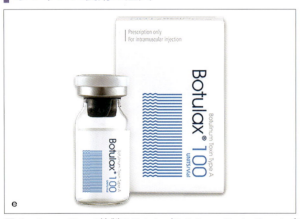
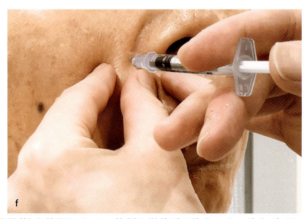

図4e, f　e：Hugel社製のBotulax（Botulinum Toxin TypeA／KFDA承認薬）を使用した．f：片側2単位ずつ注入した．注入ポイントは片側1ポイントで，1ポイントにつき2単位注入する．注入の際は，針を垂直に刺入する．推奨される針は刺入する部位によって異なり，鼻翼基部側方では34G 4 mm，鼻翼基部最下端からわずかに下方では34G 6 mmである．

治療後に起こりうる副作用と対応

> **顔貌の左右非対称**
> 完全に左右対称な人は存在しないため，
> ・あらかじめ患者に説明する
> ・治療前の状態を写真や動画で撮影しておく
> ・左右非対称の患者に左右同量投与すると非対称がさらに悪化する可能性があるため，術前診査をしっかりと行う
> といった対応を行う．また，投与後は1か月以内に再来院してもらい，非対称をチェックし，必要があればリタッチをする．
>
> **上口唇の下垂**
> ・過剰投与により生じる可能性があるため，極少量投与を心がける．

図4g　ボツリヌス療法では，顔貌の左右非対称や上口唇の下垂といった副作用が起こりうる．

術後

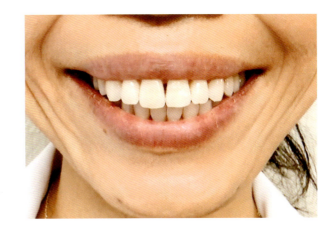

図4h　術後7日のスマイル．上唇の挙上は改善されている．副作用はとくに起きていない．

術前と術後のスマイルの比較

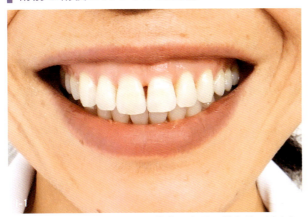
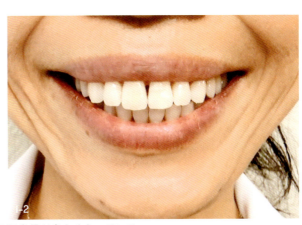

図4 i-1, i-2　i-1：術前．i-2：術後．上唇の挙上量が減少し，歯肉の露出量が少なくなっている．

症例4のまとめ

　本症例は，ボツリヌス療法により上唇の過挙上を抑制し，ガミースマイルを改善した症例である．3〜5か月程度で症状はまた戻ってくるため，再治療（再投与）が必要であるが，何度か投与を繰り返していくと筋肉が発達するスピードが緩やかになり，効果の持続期間が延長する傾向がある．なお，上唇の過挙上が見られるからといってボツリヌス製剤を口輪筋に投与すると，口腔前庭を押さえることが困難になり，食渣が溜まりやすくなってクレームにつながるため注意する．

　ボツリヌス療法では，効果の奏功に左右差が生じることもあるため（表情を出す際の癖も要因の1つとなる），投与後は数週間以内に再来院してもらい，左右のバランスを必ずチェックすること．上唇鼻翼挙筋の筋緊張によるガミースマイルが顕著である場合，ほうれい線にファンデーションが溜まりやすい傾向がある．再来院の際は，それが改善したかも合わせて確認するとよい．また，口紅やリップグロスが上顎前歯部の唇側面に付着しやすい傾向もあるため，これについても，改善したかを確認することをおすすめする．

4 矯正的アプローチ

症例 5

上顎前歯の過萌出によるガミースマイルの改善：
上顎前歯の圧下

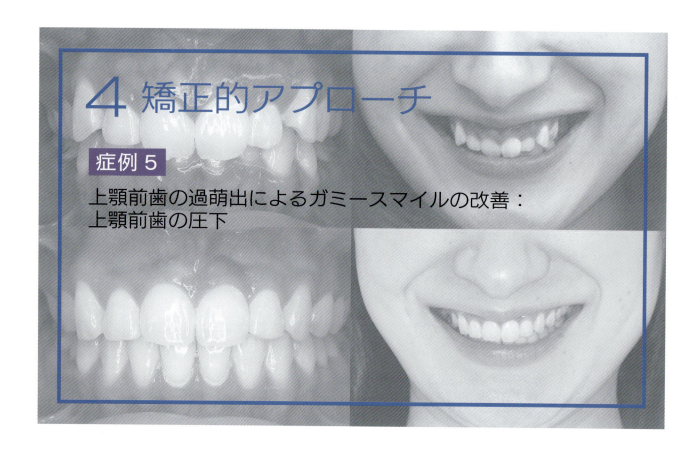

症例の概要

　本症例の患者は，いわゆるアングルⅡ級2類の咬合関係によってガミースマイルを呈している．このような場合は，上顎前歯が過萌出することにより，下方（高位）に位置していることがガミースマイルの要因である．そのため，歯の位置の改善を行わなければガミースマイルは改善しない．つまり，歯肉切除術などの歯周組織へのアプローチを行っても顕著な改善は認められず，矯正治療の適応となる症例である．上顎前歯を確実に圧下することで，ガミースマイルを改善した症例である．

患者：20代，女性．
主訴：歯並びをなおしたい．歯ぐきを見えなくしたい．
既往歴：高校生のころから歯並びと笑ったときに歯肉が見えるのを気にしていたが，矯正歯科治療を行うきっかけがなく，現在に至る．一般歯科治療中に矯正歯科治療でガミースマイルが治ると知り，矯正歯科治療を受診する決心ができた．
現病歴：全身的に健康で特記事項はなし．
顎関節所見：側方運動は左右ともにスムーズで，クリック音，疼痛などは認められない．

顔貌所見

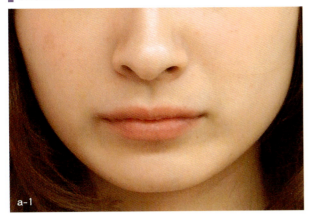
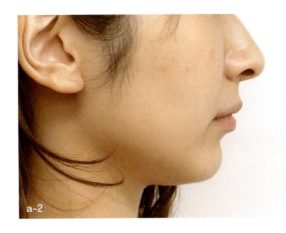
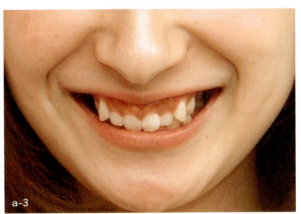

図5 a-1～a-3　正貌では左右ほぼ対象で，顎の偏移は認められない．側貌ではストレートタイプの口元を呈し，リラックス時に口唇は閉鎖している．スマイル時に約7 mm上顎歯肉の露出が認められ，ガミースマイルを呈している．上唇の挙上量は29.0％と大きい値を示している．

check! この症例でどこを見るか？

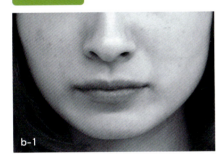
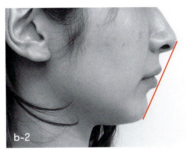
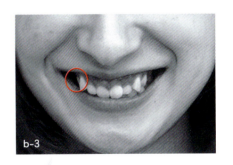

❗側貌はストレートタイプ．口唇閉鎖不全はない．

❗歯肉の露出は前歯部に限局．臼歯部では歯肉の露出はない．

　まず，顔貌で確認すべきことは，歯肉の露出量と露出部位である．いわゆるハイスマイルの状態での露出量を確認する．本症例の露出量は約7 mmであった．次に確認するのは，露出部位である．上顎前歯部のみの露出なのか，臼歯部までの露出なのかを確認する（❗）．本症例は，上顎前歯部に限局した露出であった．

　そして，側貌を確認する．口元には突出感はなく，ストレートタイプであった（❗）．この時点で，アングルⅡ級2類による，上顎前歯の過萌出によるガミースマイルであると見当をつける．

口腔内所見

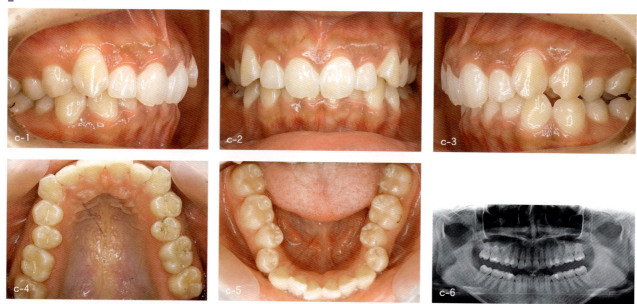

図 5 c-1〜c-6　上顎前歯の舌側傾斜，上顎両側犬歯の頬側転移，前歯部過蓋咬合を認めた．臼歯関係はアングルⅡ級であった．歯肉に炎症はなく，2mm以上の歯周ポケットは認められない．正中線は，上顎が0.5mm右側へ偏移していた．オーバーバイトは8.0mm，オーバージェットは4.0mm．大臼歯関係はエンドオンのⅡ級であった．アーチレングスディスクレパンシーは上顎が－4.0mm，下顎が－4.0mmであった．

check! この症例でどこを見るか？

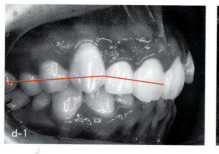
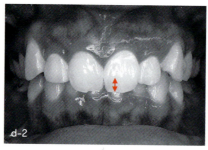
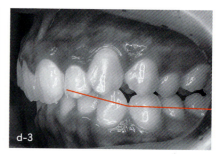

❗ 上顎の咬合平面は二面性になっている．

❗ オーバーバイトは過蓋咬合．臨床的歯冠形態はスクエア．歯肉に異常はない．

❗ 下顎のスピーカーブは強い．

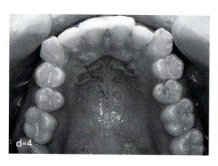
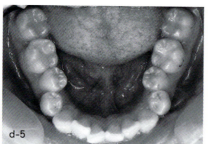

❗ 下顎の叢生量は軽度．

口腔内で確認すべきことは，まずは不正咬合の有無である．不正咬合が要因となるガミースマイルは少なくないため，不正咬合の種類，程度，臼歯関係などを確認する．本症例の臼歯関係はアングルⅡ級，前歯部のディープバイトが認められる．上顎前歯部の舌側傾斜が顕著であり，咬合平面が二面性を呈しているためアングルⅡ級2類と診断される（❗）．

通常，アングルⅡ級2類の場合は上顎前歯の圧下でガミースマイルは改善するが，上顎臼歯も下方（高位）にあると前歯部の圧下だけでは顕著な改善が得られず，臼歯部も含めた上顎歯列の圧下が必要となる．臼歯の垂直的な位置は，セファロを用いて診断する．臨床的歯冠形態と歯肉の状態も確認する．本症例の臨床的歯冠形態はスクエアタイプだが，歯肉の異常によるものではないため，もともとの形態がスクエアタイプだと思われる．

One Point! 臨床的歯冠形態について

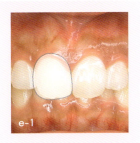
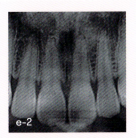

本症例の上顎前歯の形態をみるとスクエアタイプである．臨床的歯冠長が短い場合，次に示すようないくつかの原因が考えられる．
- 萌出不全
- 歯肉の腫脹
- 咬耗
- 本来の形態がスクエアタイプ

これらの診断を適切に行うことで治療方針が確定する（▶第3章参照，45ページ）．歯周ポケット診査，エックス線写真などにより，歯肉形態に惑わされることなく本来の歯冠形態を診断することが大切である．また，歯周外科処置の適応になった場合でも，歯の位置異常があれば，顕著な改善が認められない場合もあるため，その旨を術前に患者に伝えておくことが必要となる．

矯正歯科治療により歯の圧下を行った場合，とくに歯肉タイプが厚い場合は，圧下により歯冠が歯肉に埋まっていくことがあり，臨床的歯冠形態がスクエアタイプになることもある．歯肉タイプが厚い患者には，矯正治療後に歯肉切除を含め歯周外科処置が必要になる可能性があることを術前に説明しておく．

セファロ所見

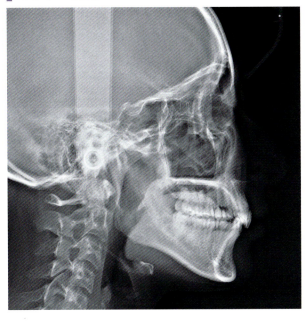

SNA	83.2	Occ -SN	22.0
SNB	76.8	U1 to SN	90.3
ANB	6.4	IMPA	86.8
Facial angle	83.8	FMIA	62.9
Y-axis	66.5	U1toL1	146.9
FMA	30.3	OJ	5.6
SN-MP	36.0	OB	5.4
Gonial angle	120.7		

図5f セファロ分析では，SNA 83.2°，SNB 76.8°，ANB 6.4°と骨格性の2級であった．上顎前歯は舌側に傾斜し，切縁は上唇下縁より6mm下方に位置している．下顎前歯の歯軸は，IMPA 86.8°と正常範囲内である．FMAが30.3°フェイシャルタイプはメジオタイプである．

check! この症例でどこを見るか？

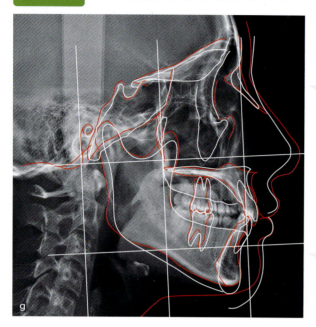

❗ 骨格的に前後的な不調和はあるか

SNA，SNB，ANBの値により，骨格性の2級と診断できる．つまり上顎前突の傾向がある．アングルⅡ級2類の場合，強い口唇圧の影響により上顎前歯は舌側傾斜するため，口唇の突出感はない．矯正治療により上顎前歯を唇側に傾斜させながら圧下するとアングルⅡ級1類と同様の状態となる．上顎前突の程度が大きい場合は，上顎小臼歯抜歯を行い，上顎前歯を舌側移動させることを検討する．

❗ 上顎前歯，臼歯の垂直的な位置は正常か

上顎中切歯は上唇下線より5mm下方に位置している．CDS分析による重ね合わせでは，上顎前歯の過萌出が認められる．臼歯部の垂直的位置は正常範囲内である．このため，上顎前歯の圧下をすればガミースマイルは改善されると思われる．

セファロで確認すべきことは，まずは骨格の前後的な不調和である(❗)．SNA，SNB，ANBなどの代表的な骨格の前後的位置の計測項目を確認する．アングルⅡ級2類の場合，骨格的には上顎前突の状態を呈している．上顎前歯の舌側傾斜によって下顎が後方へ押し込まれている可能性があるため，上顎前歯を唇側傾斜させ下顎の抑え込みをほどき，再度顎位を確認する．その顎位でⅡ級関係が残っている場合は，上顎歯列の遠心移動か，上顎小臼歯を抜歯して前歯を遠心移動させる．

本症例はⅡ級関係が軽度のため，非抜歯で上顎歯列の遠心移動を行うこととした．また，上顎臼歯の垂直的位置には問題がないため(❗)，上顎前歯部の圧下のみでガミースマイルは改善すると診断した．

One Point! アングルⅡ級に対する考え方

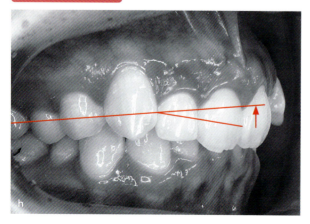

アングルⅡ級2類によるガミースマイルの場合，多くは上顎前歯の圧下のみでガミースマイルは改善するが，上顎臼歯も下方(高位)にあると前歯部の圧下だけでは顕著な改善は認められず，臼歯部も含めた上顎歯列の圧下が必要となる．

口腔内をみて臼歯部の咬合平面に前歯部が圧下した状態(矢印)を想像し，前歯の圧下のみでガミースマイルが改善するのかをイメージするとよい．

本症例におけるガミースマイルの診断

軟組織診断：口唇の挙上量は29.0％と大きかった．歯肉の状態に問題はない．

硬組織診断：セファロ分析より，上下顎骨の水平的な位置関係は2級（上顎前突傾向）であるが，過剰な上顎骨の前突は認められない．垂直的な位置は，距離計測により口蓋平面より臼歯部23.0mm（平均値22.6mm），前歯部32.0mm（平均値28.6mm）と日本人の平均値と比べると前歯部が挺出していることがわかる．上顎骨の垂直成分の増加（下降）ではなく，上顎前歯の過萌出と診断される．

フローチャートでは，1st checkでは「上唇の過挙上」，2nd checkでは「短い歯冠長」，3rd checkでは「上顎前歯の過萌出」が当てはまる．

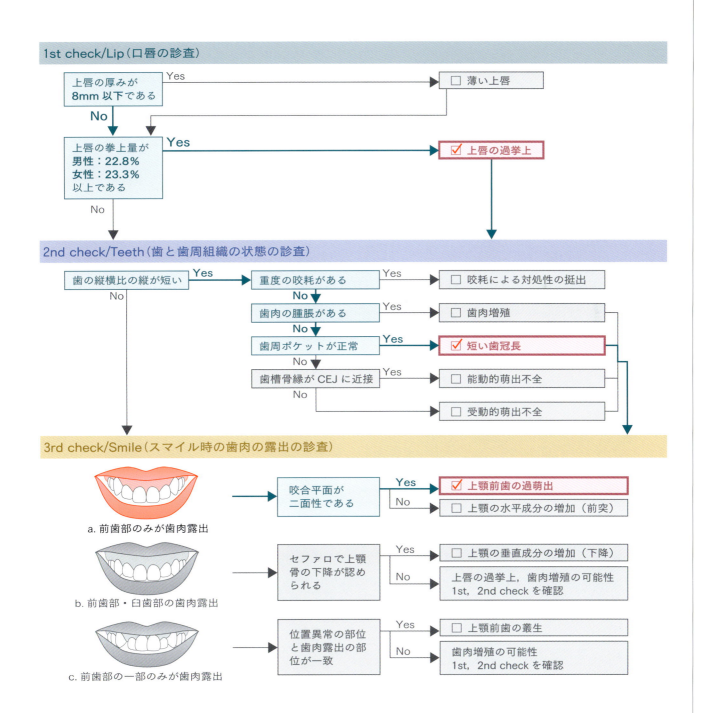

本症例におけるガミースマイルの治療

1．症例の問題点
- アングルⅡ級の咬合関係
- 過蓋咬合
- ガミースマイル
- 上下顎前歯の叢生
- 正中線の不一致

2．治療計画

　患者は，ガミースマイルをともなうアングルⅡ級2類のケースである．矯正治療の適応となる．治療方針としては，過蓋咬合の改善のために上顎前歯の圧下，Ⅱ級関係の改善のために上顎歯列の遠心移動を行うことにした．この際，上顎第一小臼歯の抜歯も選択できるが，Ⅱ級関係が軽度であるため，非抜歯での上顎歯列全体の遠心移動を選択した．

　ガミースマイルの要因としては，フローチャートより上顎前歯の過萌出，上唇の過挙上，短い歯冠長が挙げられる．このなかでもっとも大きな要因は，上顎前歯の過萌出である．矯正歯科治療による上顎前歯の圧下予定量が5 mm，現状の歯肉の露出量が7 mmのため，十分な改善が見込めるとし，上顎前歯を上顎臼歯の位置まで圧下できればガミースマイルは改善されると診断した．他の要因として，「上唇の過挙上」「短い歯冠長」があるが，矯正歯科治療終了後にガミースマイルの症状が残っていれば適宜対応する旨を術前に伝えておいた．

3．治療方法
- 上顎前歯の圧下
- 上顎歯列の矯正用アンカースクリューによる全体的な遠心移動

治療のながれ

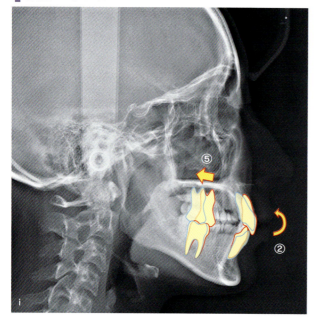

矯正歯科治療単独で治療する方針を提示し，治療後に必要があれば歯肉切除術を行う旨を患者に説明．
① 上顎に装置装着
② 上顎前歯の圧下
③ 下顎に装置装着：下顎歯列レベリング
④ 上顎に矯正用アンカースクリュー埋入
⑤ 上顎歯列遠心移動
⑥ 終了

治療のイメージ

実際の治療

矯正治療開始時

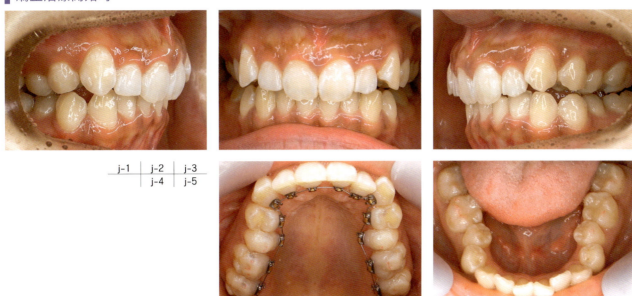

j-1	j-2	j-3
	j-4	j-5

図5 j-1〜j-5　矯正歯科治療開始時の口腔内写真．上顎歯列全歯の舌側にブラケットを装着．前歯部過蓋咬合の場合，上顎前歯が下顎前歯に覆いかぶさるように咬合しているため，過蓋咬合を改善しなければ下顎前歯の唇側傾斜が行われず，叢生が改善されない．そのため，まず上顎前歯のレベリングを開始する．前歯部のブラケットと下顎前歯が咬合するため，上顎臼歯部にコンポジットレジンにてバイトアップをしている．Wire size UP：.012"ニッケルチタン

動的治療中

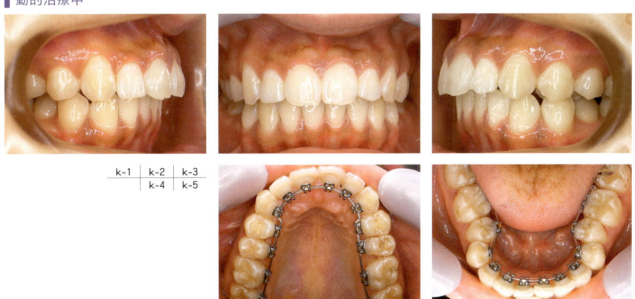

k-1	k-2	k-3
	k-4	k-5

図5 k-1〜k-5　動的治療開始から6か月後の口腔内写真．上顎のレベリングが進み，前歯部の過蓋咬合は改善されている．治療開始時に上顎臼歯に付与したバイトアップ用のコンポジットレジンは，除去されている．下顎はレベリング初期であるが，前歯部の叢生は改善しつつある．臼歯関係はアングル II 級のままである．Wire size UP：.017"×.025"ベータチタンワイヤー，LW：.012"ニッケルチタンワイヤー

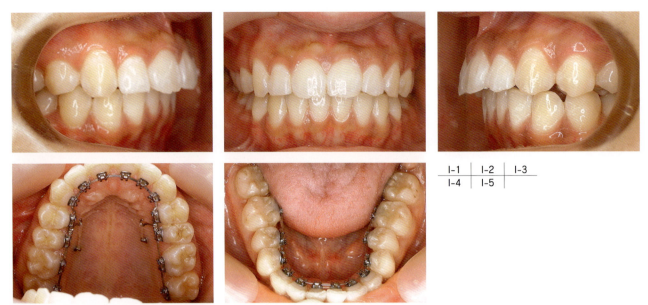

図5 l-1〜l-5　動的治療開始から14か月．上顎のレベリングが終了し，良好に配列されステンレススチールのワイヤーが装着されている．臼歯関係は，依然としてアングルII級である．改善のため，矯正用アンカースクリューを口蓋側5番と6番の間に埋入し，上顎の遠心移動を行った．下顎はレベリングが進んでいる．Wire size UP：.017"×.025"ステンレススチールワイヤー，LW：.014"ニッケルチタンワイヤー

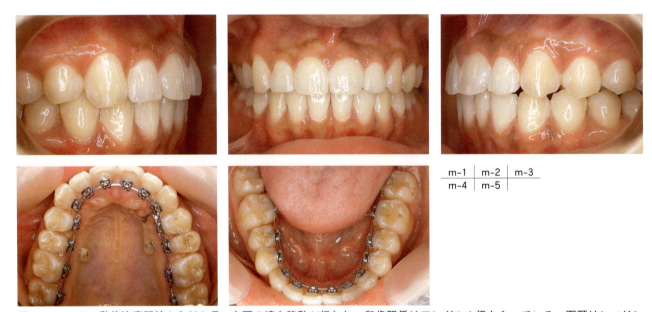

図5 m-1〜m-5　動的治療開始から20か月．上顎の遠心移動が行われ，臼歯関係はアングルI級となっている．下顎はレベリングが終了し，ディテーリングを行っている．Wire sie UP：.017"×.025"ステンレススチールワイヤー，LW：.016"×.016"ニッケルチタンワイヤー

■ 矯正歯科治療終了時

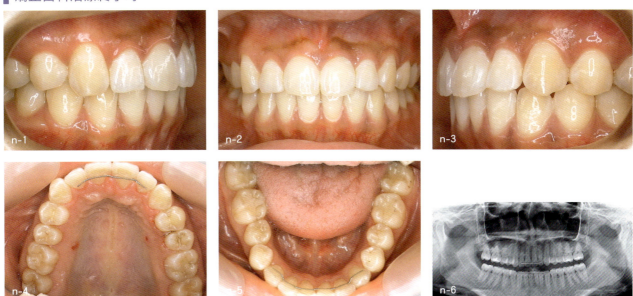

図5 n-1〜n-6　矯正歯科治療終了時の口腔内写真とパノラマエックス線写真（動的治療期間2年4か月）．上顎前歯は圧下され，ディープバイトは改善されている．臼歯関係は1歯対2歯を確立し，正中線は上下で一致している．術前に懸念された上顎前歯の圧下による歯肉の腫脹などはなく，健康な歯肉状態であるため歯肉切除などは行っていない．

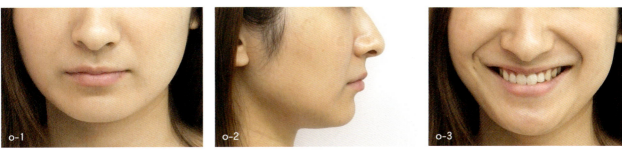

図5 o-1〜o-3　矯正歯科治療終了時の顔貌写真．上顎前歯が圧下されたことで，ガミースマイルは改善されている．上唇の過挙上は続いているが，それによる歯肉の露出はないため追加の処置は行わない．

■ 治療前後のスマイルの比較

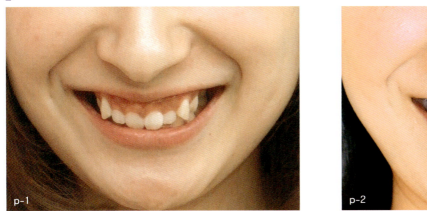
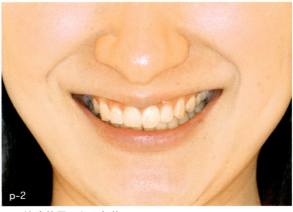

図5 p-1, p-2　矯正歯科治療前後のスマイルの比較．p-1：治療前．p-2：治療終了から6年後．

第5章　症例にみるガミースマイルの診断と治療

治療後のセファロ所見

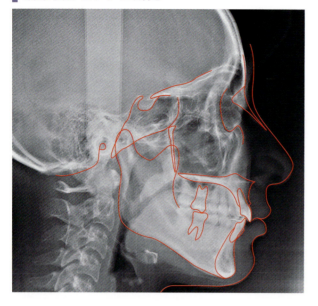

SNA	83.2	83.4	Occ -SN	22.0	20.5
SNB	76.8	76.8	U1 to SN	90.3	108.4
ANB	6.4	6.6	IMPA	86.8	92.2
Facial angle	83.8	83.2	FMIA	62.9	57.4
Y-axis	66.5	66.5	U1toL1	146.9	124.7
FMA	30.3	30.4	OJ	5.6	2.5
SN-MP	36.0	36.0	OB	5.4	2.9
Gonial angle	120.7	120.7	(赤字：治療終了時)		

図 5 q　SNA，SNBはほぼ変わらず，骨格的な変化は見受けられない．上下顎前歯歯軸角 U1 to SN は，90.3°から108.4°に改善されている．上下顎前歯歯軸角 U1 to L1 は，146.9°から124.7°に改善されている．上顎前歯切端は，上唇下縁より2mmに改善された．

治療前後のセファロの重ね合わせ

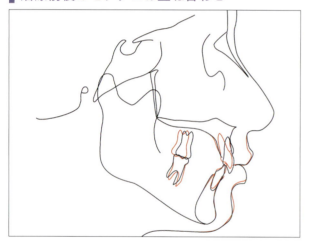

図 5 r　上顎前歯で約4mmの圧下が達成され，前歯部におけるディープオーバーバイトは改善されている．また上顎臼歯は約3mm遠心移動されている．

症例 5 のまとめ

　本症例は，典型的なアングルⅡ級2類におけるガミースマイルであった．上顎臼歯の垂直的位置には問題なく，歯肉の状態に異常はないため，前歯部の過萌出を改善することでガミースマイルは改善される．つまり，矯正治療単独で改善が可能な症例といえる．逆にいうと歯の位置を改善しない限り，ガミースマイルも改善しない．

　このような症例を治療する場合に注意する点は，上顎前歯のトルクコントロールである．ワイヤーサイズをしっかり上げてリンガルルートトルクを入れる必要がある．上顎歯列の遠心移動時にもトルクを維持して行うことが重要である．また，このような症例は上顎臼歯と前歯のレベリングがしっかり達成できれば，上顎前歯の圧下はワイヤーの圧下力のみで行えるため，上顎前歯部に矯正用アンカースクリューを用いる必要はない．

4 矯正的アプローチ

症例 6
上顎骨の垂直方向の増加（下降）によるガミースマイルの改善：上顎歯列全体の圧下

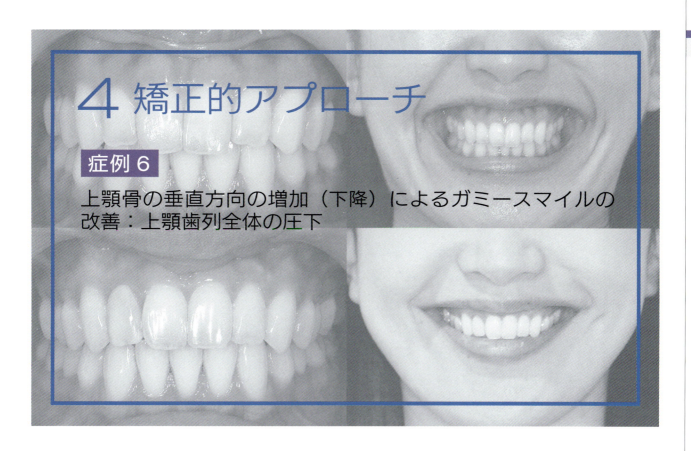

症例の概要

　本症例は，歯列のみを見れば大きな問題はない．歯周組織や歯の形態にも問題はなく，ガミースマイルの主な要因は上顎骨の垂直成分の増加によるものである．上顎歯列全体の垂直的な位置の改善を行わないとガミースマイルは改善しないため，上顎の前歯部と臼歯部に矯正用アンカースクリューを埋入し，上顎歯列の全体的な圧下を行い，ガミースマイルを改善したものである．

患者：20代，女性．
主訴：下の前歯の歯並びをきれいにしたい．笑ったときに歯ぐきを見えなくしたい．
既往歴：10年以上前に上下顎前歯の矯正歯科治療を受け，その際，下顎前歯が一歯欠損だったため，上顎前歯のIPR（Interproximal enamel redaction：歯間削除）を受けている．下顎前歯がリラップスしたため，叢生の改善を求めて来院した．ガミースマイルも気になっていたため全顎矯正治療を行うことにした．
現病歴：全身的に健康で特記事項はなし．
顎関節所見：側方運動は左右ともにスムーズで，クリック音，疼痛などはない．

顔貌所見

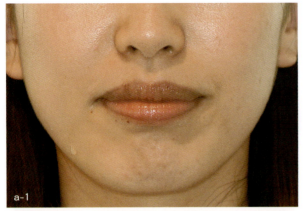
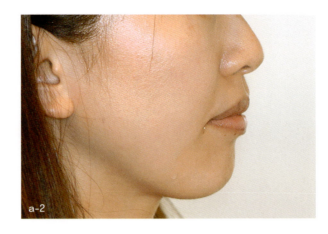
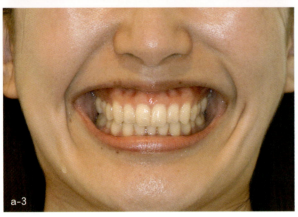

図6 a-1〜a-3　正貌では，左右はほぼ対象で顎の偏移は認められない．側貌では，口元の若干の突出を認める．口唇閉鎖時にはオトガイ部に軽度の緊張が認められる．スマイル時に約9mmの上顎歯肉の露出が認められ，ガミースマイルを呈している．上唇の厚み，挙上量に問題はない．

check!　この症例でどこを見るか？

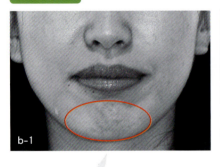
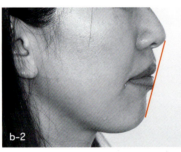
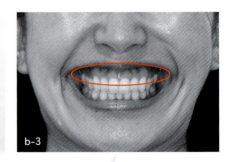

❗口唇閉鎖時にオトガイに軽度の緊張がある．

❗側貌はストレートタイプ．若干の下唇の突出を認める．

❗歯肉露出は前歯部と臼歯部に認められる．

　口唇閉鎖時にオトガイに軽度の緊張が認められた（❗）．歯の突出は認められないため，この軽度の口唇閉鎖不全は，垂直的成分の増加のためと推察される．上顎歯列の圧下を行えば垂直成分の減少によって下顎が反時計回り方向に回転し，この緊張も軽減すると推察できる．側貌での口唇突出度を確認すると，若干の突出度はあるがストレートタイプであった（❗）．歯肉の露出量と露出部位を確認すると，歯肉の露出量は約9mmで，露出部位は前歯部から臼歯部にかけて認められた（❗）．

　これらから，上顎歯列の下降がガミースマイルの要因として強いと診断した．最終的な診断には，セファロ分析を行う．

口腔内所見

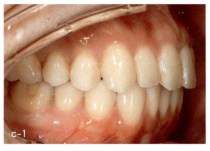 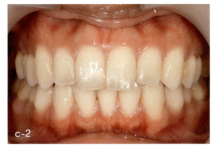 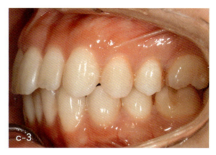
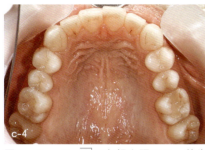 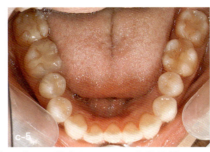 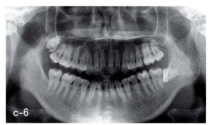

図6 c-1～c-6　|2 の欠損を認める．前歯部の若干の叢生を認める．臼歯関係はアングルⅠ級．歯肉に炎症はなく，2mm以上の歯周ポケットは認められなかった．上顎の正中線は顔面と一致している．下顎の正中線は|2 が欠損のため，|1 の歯冠中央と一致している．オーバーバイトは4.5mm，オーバージェットは3.0mmであった．アーチレングスディスクレパンシーは上顎が0mm，下顎が－1.0mmであった．パノラマエックス線写真所見では，上顎右側と下顎左側に第三大臼歯が認められる．歯槽硬線は明瞭で骨の吸収像は認められない．

check! この症例でどこを見るか？

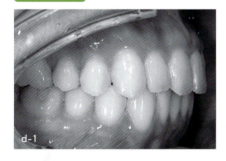 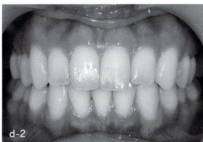 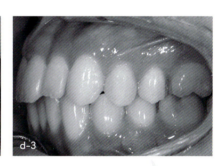

❗ 臼歯関係はアングルⅠ級．　　❗ 前歯部の臨床的歯冠形態は適切．歯肉に異常はない．　　❗ 下顎のスピーカーブは適切．

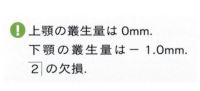 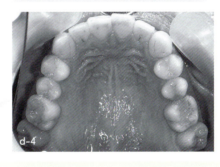 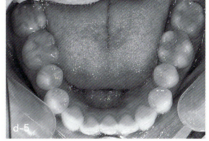

❗ 上顎の叢生量は0mm．下顎の叢生量は－1.0mm．|2 の欠損．

　10年前に矯正治療の既往がある．その際，|2 が欠損していたため，下顎前歯はスリーインサイザーの状態である．上顎前歯にはIPRを行っている．前歯部に矯正後のリラップスが生じており，軽度の叢生が認められる（❗）．初診当初はこの下顎の叢生のみを改善する矯正歯科治療を望んでいたが，全顎矯正治療によるガミースマイルの改善を行うこととなった．上顎歯列には叢生もなく，前突もないため，ガミースマイルを治すための矯正歯科治療となる．

セファロ所見

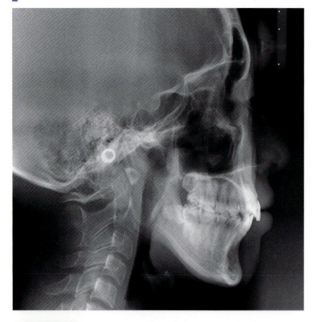

SNA	80.4	Occ -SN	20.6
SNB	74.2	U1 to SN	98.2
ANB	6.2	IMPA	91.8
Facial angle	83.8	FMIA	54.9
Y-axis	67.4	U1toL1	128.5
FMA	33.3	OJ	4.3
SN-MP	41.5	OB	3.6
Gonial angle	124.1		

図6e　SNA 80.4°，SNB 74.2°，ANB 6.2°と骨格性の2級である．上顎前歯歯軸U1 to SNは98.2であり，歯軸が立ち気味である．下顎前歯歯軸は，IMPA 91.8°と正常範囲である．FMAは33.3°であり，フェイシャルタイプはドリコタイプである．

check! この症例でどこを見るか？

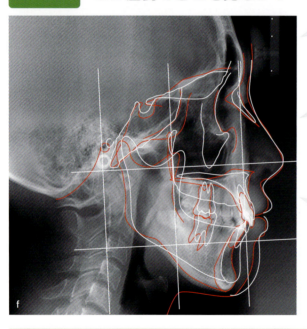

❗ 骨格的に前後的な不調和はあるか
SNA，SNB，ANBの値により，骨格性2級と診断できる．つまり上顎前突の傾向がある．

❗ 前歯は突出しているか
U1 to A-Pogは6.9mm（平均値6.2mm）と上顎前歯の突出は認められない．

❗ 上顎前歯の垂直的な位置は正常か
口蓋平面からの距離，上唇下縁からの距離を診る．CDS分析による重ね合わせでは，上顎前歯および臼歯の下降が認められる．垂直的な距離を計測すると，口蓋平面より臼歯部で28.0mm（平均値22.6mm），前歯部で34.0mm（平均値28.6mm）と日本人の平均値と比べると前歯部，臼歯部ともに下方に位置していることがわかる．上顎骨の垂直成分の増加（下降）と診断した．よって，上顎歯列の圧下を行うことでガミースマイルは改善されると考えられる．

このような症例のセファロで確認すべきことは，骨格の前後的な不調和（❗）と垂直的な不調和（❗）である．顔貌所見では上顎前歯の突出感がないのに（❗），若干の口唇閉鎖不全，オトガイの緊張が認められる．この原因が何からくるのかを見極める．前後的位置の診断では，SNA，SNB，ANBなどの代表的な計測項目を確認する．垂直的な診断では，CDS分析を用いて視覚的に診断するとわかりやすい．

ハーボルド-マクナマラ分析（次ページ参照）も有効である．Cd to A, Cd to Gn, ANS to Meの3つの距離を計測し，比較する．本症例では，91-118-78であり，平均値である91-(114-118)-(70-74)と比べるとANS to Meの値が大きく，垂直成分が大きく，下顎面高が開大していることがわかる．また，CDS分析，上顎の垂直的な距離計測でも，口蓋平面から上顎前歯および臼歯までの距離が大きいことから，上顎骨の垂直成分の増加（下降）によって下顎面高が大きくなっていると診断できる．

このため，上顎歯列全体を圧下し下顎を反時計方向に回転させ，下顎面高を少なくすることでガミースマイルを改善するのが最善だと推察できる．臼歯部も含めた上顎歯列全体の圧下が必要となる．

One Point! セファロを用いた咬合高径の診断

以下の分析法を駆使し，診断を行う．1つの分析法のみに頼らず，さまざまな角度から診て診断することが重要である．

側貌分析（図6g）

側貌の軟組織診断を用いて，顔面高の比率を診断する．グラベラ（glabella：眉）とサブナザーレ（subnasale：鼻下点），軟組織メントン（軟組織オトガイ部最深部：soft tissue Menton）の垂直的距離は1：1が理想的である．それよりも下顔面高が小さいと下顎の反時計回りの回転（オーバークロージャー）が示唆される

FH to Ramus plane

アーティキュラーレ（Ar）を通り下顎枝後縁に接する線（ramus plane：レイムス平面）と，ポリオン（外耳道上縁：Po）とオルビターレ（眼窩下縁：Or）を通るFH平面の成す角の平均値が83.0°（S.D. 4.4）．これより大きいと下顎の開大が，小さいと下顎の反時計回りの回転が示唆される．

オクルーザルカーブ（図6h）

セファロ分析における垂直的分析法の1つである．理想的な咬合を有する場合，ナジオン（鼻骨縫合部：Na）を通りFH平面に対する垂線の，FH平面から26mmの点を中心とする円弧が下顎頭前縁，上顎第一大臼歯近心咬頭，上顎中前歯切端を通過する．上顎大臼歯近心咬頭がこの円弧より下方にある場合は，下顎の開大が示唆される．

ハーボルドーマクナマラ分析（図6i）

セファロ分析における距離分析の1つである．上顎骨，下顎骨の相対距離と，上下顎骨の垂直的距離を計測し，比較する診断方法である．コンディリオン（下顎頭上頭：Co）からA点（上顎骨唇側部最深部：Pt. A）の距離にて上顎骨の相対的距離，コンディリオンからグナチオン（顔面平面と下顎下縁平面との成す角の2等分線がオトガイ隆起と交わる）の距離にて下顎骨の相対的距離を，ANS（前鼻棘）からメントン（下顎骨オトガイ部最深部：Me）までの距離で垂直高径を計測する．これを平均値と比較し，その傾向を診断する．

上顎骨，下顎骨の長さに比べて，垂直高径が小さい場合は下顎の反時計回りの回転が示唆される．

図6g 図6h

側貌分析

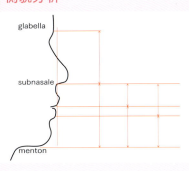

オクルーザルカーブ

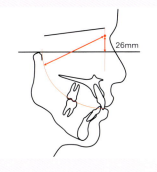

ハーボルドーマクナマラ分析

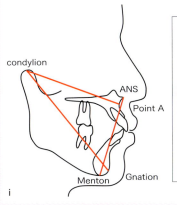

a	b	c
75	92-95	58-60
76	93-96	58-60
77	94-97	59-61
78	95-98	60-62
79	96-99	61-63
80	97-100	62-64
81	99-102	62-64
82	101-105	63-64
83	103-106	64-65
84	104-107	65-66
85	105-108	66-67
86	107-110	67-69
87	109-112	67-69
88	111-114	68-70
89	112-115	68-70
90	113-116	69-70
91	114-118	70-74
92	117-120	71-75
93	119-122	72-76
94	121-124	72-76
95	122-125	73-77
96	125-127	74-78
97	126-129	75-79
98	128-131	75-79
99	129-132	76-80
100	130-133	77-81
101	132-134	78-82
102	135-137	79-83
103	136-139	79-83
104	137-140	80-84
105	138-141	81-85

本症例におけるガミースマイルの診断

軟組織診断：口唇の挙上量は通常である．歯肉の状態に問題はない．

硬組織診断：骨格的には，上顎骨の水平的な位置はSNA 80.4°，SNB 74.2°，ANB 6.2°と骨格性2級であるが，過剰な上顎骨の前突は認められない．垂直的な距離を計測すると，口蓋平面より臼歯部28.0mm（平均値22.6mm），前歯部で34.0mm（平均値28.6mm）と日本人の平均値と比べ，前歯部，臼歯部ともに値が大きい傾向が認められる．上顎前歯の切縁は上唇下縁より7mm下方にあり，挺出傾向は顕著である．上顎の垂直成分の増加（下降）と診断される．

フローチャートでは，1st check，2nd checkには当てはまらず，3rd checkで「上顎の垂直成分の増加（下降）」に当てはまる．

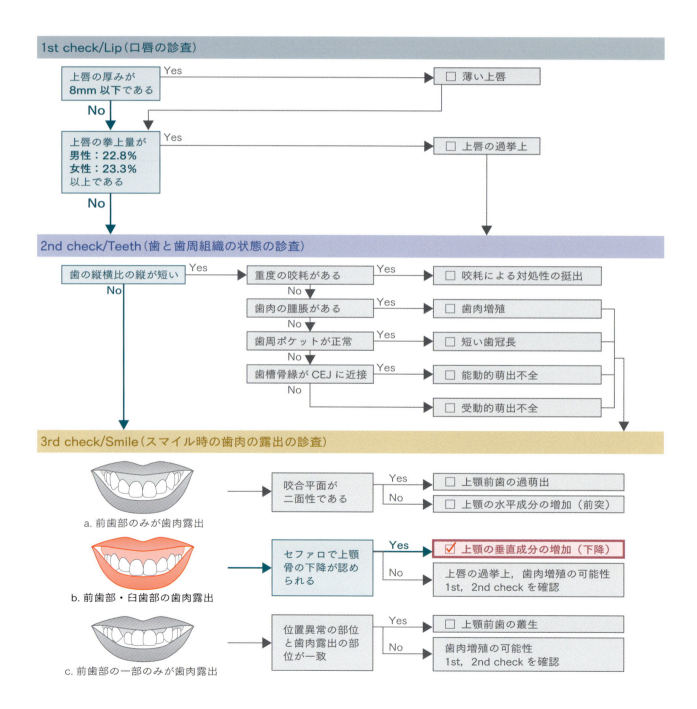

本症例におけるガミースマイルの治療

1. 症例の問題点
- アングルⅠ級の咬合関係
- 2̄ 欠損
- ガミースマイル
- 下顎前歯の叢生
- 口唇閉鎖不全

2. 治療計画

　ガミースマイルをともなうアングルⅠ級の症例である．過去に矯正治療の既往があり，対咬関係に大きな問題はない．

　ガミースマイルの要因としては，上顎の垂直成分の増加(下降)のみである．治療方針としては，上顎歯列の圧下となる．この場合，矯正外科手術を行い，上顎をLe Fort Ⅰ型骨切り術で離断し圧下する方法と，矯正用アンカースクリューを用いて圧下をする方法がある．患者の希望により，矯正用アンカースクリューにて歯列全体の圧下を行うこととなった．

3. 治療方法
- 上顎唇側前歯部に矯正用アンカースクリュー埋入，上顎前歯部の圧下
- 上顎口蓋側臼歯部に矯正用アンカースクリュー埋入，臼歯部の圧下

治療のながれ

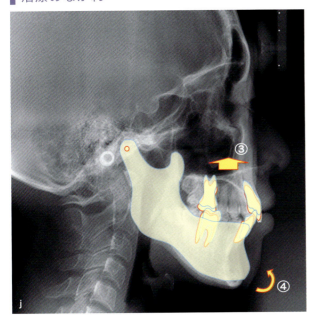

矯正治療単独で治療する方針を提示した．
①上顎に装置装着：上顎歯列レベリング
②顎装置の装着：下顎歯列レベリング
③上顎前歯の圧下
④上顎臼歯の圧下：下顎の反時計回りの回転
⑤終了

治療のイメージ

One Point! 上顎歯列圧下の際の注意点

前歯部と臼歯部の圧下を別に考える

前歯部歯根吸収を起こさないために

治療期間を考えると前歯部と臼歯部を一塊として一緒に圧下したほうが有利である．しかしながら，筆者は過去の症例で前歯部と臼歯部を一塊で圧下したことにより，前歯部に重度の歯根吸収が生じてしまうことを経験し，現在はまず前歯を圧下させ，その後に臼歯を圧下するようにしている．

そもそも，歯を圧下する適正矯正力は弱く，その力は歯1本につき10〜20gが最適といわれている．上顎前歯は臼歯と比べて歯根面積が少ないため，かなり弱い力で圧下する．しかしながら，上顎歯列を一塊にして圧下をしようとすると，歯数が多いために強い力をかけざるをえなくなる．その力はすべての歯に均一には分散されないため，前歯には単独で圧下するよりも強い力が作用してしまう．そのために，歯根吸収を惹起してしまうと考えられる．また，前歯部と臼歯部を一塊にして圧下すると，前歯歯根には歯軸と同一方向で直線的な力が作用してしまうため，根尖に圧下力が集中してかかり，血流が極端に悪くなり歯根吸収を起こすとも考えられる（図6k-1）．

前歯部の歯根吸収を極力起こさずに圧下を行うためには，動きを直線的ではなく回転移動の繰り返しで行うほうが良い（図6k-2）．まずは上顎前歯唇側から圧下力をかけ，リンガルルートトルク（舌側に歯根が移動する回転移動）を発生させながら圧化する．上顎前歯は唇側にフレアした状態になる．その後，臼歯を圧下させることで，上顎歯列前全体を時計周りの回転をさせる．この際，前歯が挺出しないように固定しておく．時間はかかるが，この方法を用いることで歯根吸収を起こさずに前歯の圧下が行える．

前歯部を先に圧下するその他の理由

前歯部を臼歯部より先に圧下するのは，他にも3つの理由がある．1つは，上顎臼歯を先に圧下すると下顎臼歯の挺出が起こりやすい環境をつくってしまうことになり，下顎の反時計方向への回転が起こりづらくなってしまうためである．

2つ目は，前歯部しか咬合しない時期があり，咬合力による前歯部の負担が大きく，咬合性外傷や歯根吸収のリスクが増えることが懸念されるためである．

最後の理由は，補綴的な考えとしてまずはインサイザルエッジポジション決め，その後，咬合平面を決定することで，確実に適切な歯肉露出が起こる位置に前歯をもってこられるためである．

圧下の移動様式

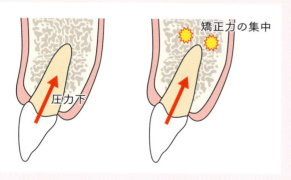

図6k-1 歯軸方向に圧下力をかけると根尖に矯正力が集中し，歯根吸収が起こりやすい．

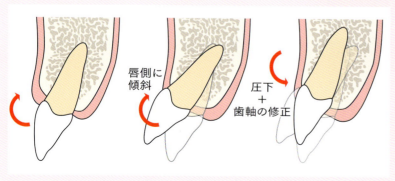

図6k-2 前歯を一度，傾斜移動で唇側に傾斜させながら圧下させ，その後リンガルクラウントルクをかけ歯軸の修正を行うことで，根尖に矯正力を集中させずに圧下できる．

垂直的な圧下のために，臼歯のモーメントを考える

圧下を行うときに，唇側もしくは舌側どちらかから圧下力を加えると必ずモーメント（回転方向の動き）が発生する．前述の前歯の圧下では，このモーメントを利用しリンガルルートトルクを発生させて圧下を行い，歯根吸収などにつながる過度な矯正力が根尖にかかることを回避している．臼歯の場合も同様に移動させても良いが，臼歯部は歯根面積が多く矯正力が分散するため，歯根吸収のリスクは少ない．時間の短縮を考えると垂直に圧下させたほうが効率が良い．

臼歯の圧下でも前歯と同様にモーメントが発生するため，頬側から牽引した場合はラビアルクラウントルク（頬側に歯冠が移動する回転移動）が，口蓋側から牽引した場合はリンガルクラウントルク（舌側に歯冠が移動する回転移動）が発生する．臼歯を垂直に圧下させるためには，このモーメントは発生しないほうが良い．そのため，このモーメントを打ち消すための力が必要となる．また，口蓋側にアンカースクリューを埋入し臼歯を圧下する場合に発生するリンガルクラウントルクは，臼歯部を内側に牽引するため幅径を狭くさせる働きにもなる（図6 I-1）．

このリンガルクラウントルクを打ち消すために，①アーチワイヤーに拡大の作用，もしくはラビアルクラウントルクを加える（図6 I-2），②トランスパラタルアーチ（TPA），リンガルアーチ（LA）などで幅，トルクが変わらないように固定する（図6 I-3），③頬側にアンカースクリューを埋入し，頬側からも圧下力を加える（図6 I-4），などの対応策が必要となる．

また，頬側からの圧下力では反対のモーメントが発生するため同様に，①アーチワイヤーに狭窄，もしくはリンガルクラウントルクを加える，②トランスパラタルアーチ（TPA），リンガルアーチ（LA）などで幅径，トルクが変わらないように固定する，③舌側にアンカースクリューを埋入し舌側からも圧下力を加える，などの対応策を行う．

このように，圧下力をかけることによって発生する反作用となるモーメントを打ち消すことで，垂直的な圧下が行える．

舌側からの圧下力によるモーメントの発生とその対応策

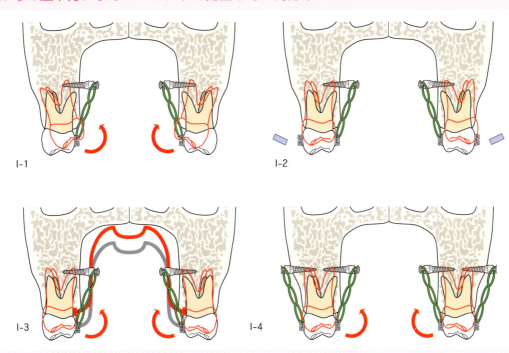

図6 I-1〜I-4　I-1：舌側からの圧下力により発生するモーメント（矢印）．I-2：アーチワイヤーにトルクを入れることによる対応．I-3：顎内固定（TPA）による対応．I-4：頬側からの牽引による対応．

実際の治療

上顎前歯圧下

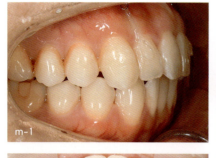
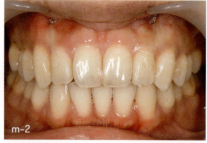
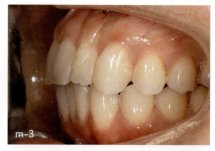
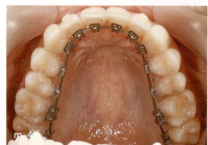
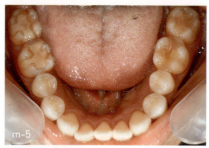
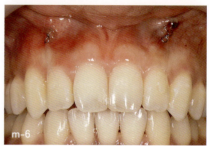
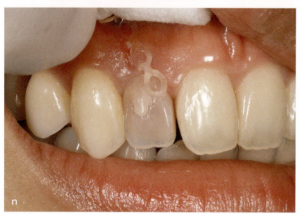

図6 m-1〜m-6　動的治療開始から6か月．上顎のレベリングが終わり，唇側の2番と3番の間に矯正用アンカースクリューを埋入，上顎前歯の圧下を開始した．Wire size UP：.017"×.025"ステンレススチールワイヤー

図6 n　治療中の口腔内写真．上顎前歯圧下2か月後，2|に変色が認められた．2|に過度な圧下力がかかり，歯髄充血を起こしている．生活反応はあった．

One Point!　矯正歯科治療中の歯髄充血について

矯正治療中に起こるリスクには，歯根吸収，歯肉退縮，歯槽骨吸収などさまざまなものがあるが，そのなかに歯髄充血がある．「ピンクティース」ともよばれ，象牙細管に起こった充血がエナメル質を透けて見えるようになることを指し，上記の写真（図6 n）のように黒ずむこともある．打撲や，歯ぎしりなどで持続的に過度の力が加わること，矯正治療などによっても起こる．

Baikら[1]は，矯正治療中に変色した28本の歯の経過を観察し，無治療で観察された24本のうち変色は8本（33.3％）で改善，16本（66.6％）で維持したと報告し，変色当初における電気歯髄診において陽性は14.3％であったが，最終的なフォローアップでは21.4％が改善したと報告している．このため，症状が出た場合はすぐに抜髄処置などを行わずに，経過観察することが妥当であると結論づけている．しかしながら，前歯における変色が多いため審美的問題も考慮しなければならず，一時的にコンポジットレジンなどによる色のカモフラージュが必要になると思われる．

本症例では，圧下力を加える際になるべく審美的になるように側切歯にのみフックを付け前歯部全体を圧化したことにより，側切歯に過度の圧下力がかかり充血が起こったと思われる．改善点としてフックを中切歯と側切歯に付け，圧下力を分散させるようにしている（▶症例5参照，106ページ）．

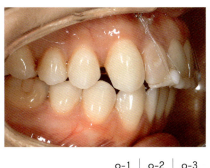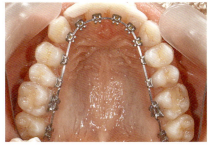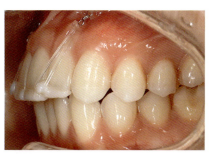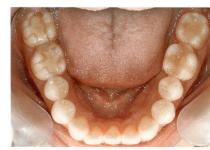

o-1	o-2	o-3
	o-4	o-5

図6 o-1～o-5 動的治療開始から8か月後．2̲鎮静後，圧下力を分散させるためにジグを用いて上顎前歯の圧下を再開した．Wire size UP：.017"×.025"ステンレススチールワイヤー

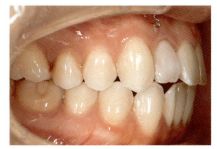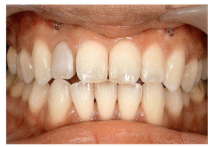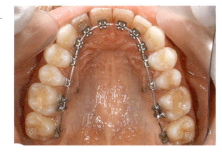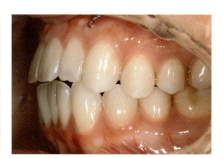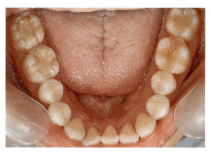

p-1	p-2	p-3
	p-4	p-5

図6 p-1～p-6 動的治療開始から12か月後．上顎前歯の圧下が終了している．この時点でガミースマイルはだいぶ改善されているが，前歯が咬んでおらずオープンバイトの状態である．オープンバイトを改善し，良好な対咬関係を得るために，口蓋側第二小臼歯，第一大臼歯間に矯正用アンカースクリューを埋入し，上顎臼歯部の圧下を開始した．Wire size UP：.017"×.025"ステンレススチールワイヤー

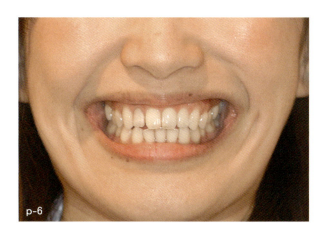

上顎臼歯圧下

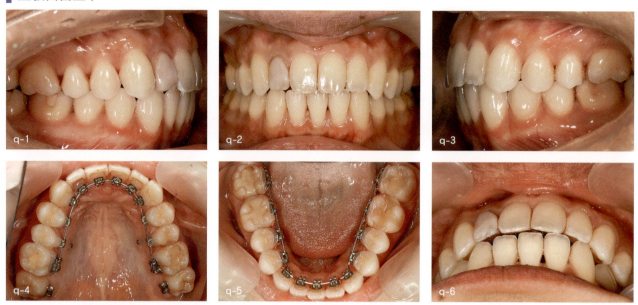

図6 q-1〜q-6 動的治療開始から18か月．口蓋側の5番と6番の間に矯正用アンカースクリューを埋入した．上顎の臼歯を圧下することで下顎が反時計回りに回転し，前歯が咬んできている．下顎にも装置を装着し，レベリングが進んでいる．Wire size：UP；17×25ss，LW；16×16nt

矯正歯科治療終了時

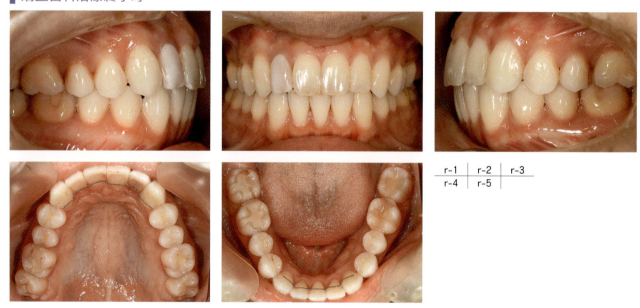

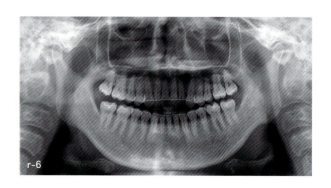

図6 r-1〜r-6 動的治療開始から24か月．矯正歯科治療終了時の口腔内写真とパノラマエックス線写真．各歯はきれいに排列され，臼歯関係は1歯対2歯を確立している．下顎前歯 2| が欠損しているため，正中線は |1 中央と一致している．重篤な歯根吸収も認められない．

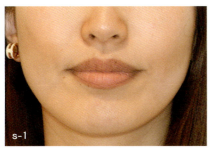
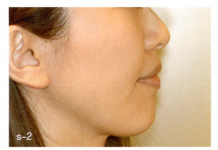
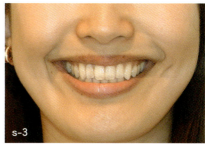

図6 s-1〜s-3　上顎歯列が圧下されたことで，ガミースマイルは改善されている．下顎の反時計回りの回転によりオトガイ部が前方へ出たため，口唇がリラックスした状態で閉鎖できるようになり，側貌の前突感も改善されている．

治療前後のスマイルの比較

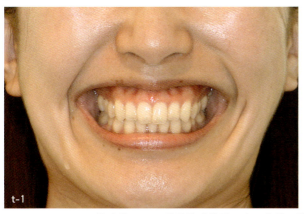
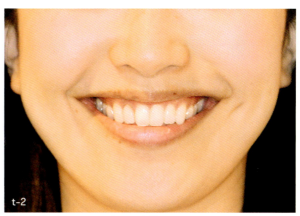

図6 t-1, t-2　t-1：治療前．t-2：動的治療終了から3年後．治療前に見られたガミースマイルは改善している．

治療後のセファロ所見

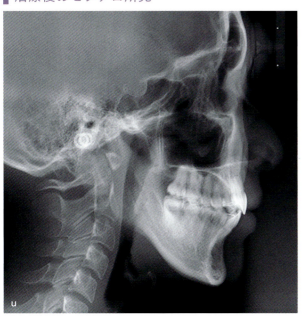

SNA	80.4	80.4	Occ -SN	20.6	23.0
SNB	74.2	75.0	U1 to SN	98.2	95.0
ANB	6.2	5.4	IMPA	91.8	92.5
Facial angle	83.8	81.7	FMIA	54.9	47.3
Y-axis	67.4	67.0	U1toL1	128.5	128.2
FMA	33.3	40.2	OJ	4.3	2.5
SN-MP	41.5	46.3	OB	3.6	2.5
Gonial angle	124.1	124.1	(赤字：治療終了時)		

図6 u　SNAに変化はなく，SNBは下顎の反時計回りの回転により74.2°から75.0°となり，ANBが若干改善されている．上顎前歯歯軸角は維持されつつ，圧下されている．上顎前歯切端は上唇下縁より2mmとなっている．

129

治療前後のセファロの重ね合わせ

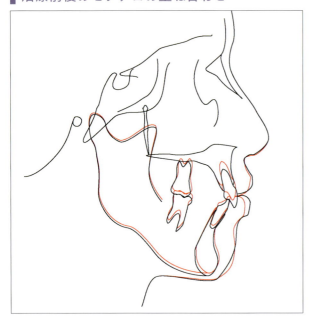

図 6 v　約 6 mm の上顎前歯圧下が達成されている．上顎臼歯は約 3 mm 圧下されている．それにともない下顎の反時計回りの回転が起こり，オトガイの前方移動にともない側貌の突出感が軽減され，改善されている．

症例 6 のまとめ

　矯正歯科治療にて上顎歯列が圧下され，良好なスマイルが獲得されている．動的治療期間は 24 か月であった．セファログラムの重ね合わせでは，上顎前歯で 6 mm の圧下が認められる．圧下初期に歯髄充血が起きてしまったが，これは過度の矯正力もしくはパラファンクションなどによる過度の咬合力がかかったためであると思われる．

　幸い失活せずに生活反応があったため，根管処置は行わずに経過をみることになった．色調の不調和は，暫間的に明度の高いコンポジットレジンを唇側に付与して対応した．数年後，色調も回復している．

参考文献
1. Baik UB, Kim H, Chae HS, Myung JY, Chun YS. Teeth discoloration during orthodontic treatment. Korean J Orthod. 2017 Sep; 47(5): 334-9.

4 矯正的アプローチ

症例 7

上顎骨の垂直方向の増加（下降）＋水平方向の増加（前突）によるガミースマイルの改善：上顎前突改善後の上顎歯列の圧下

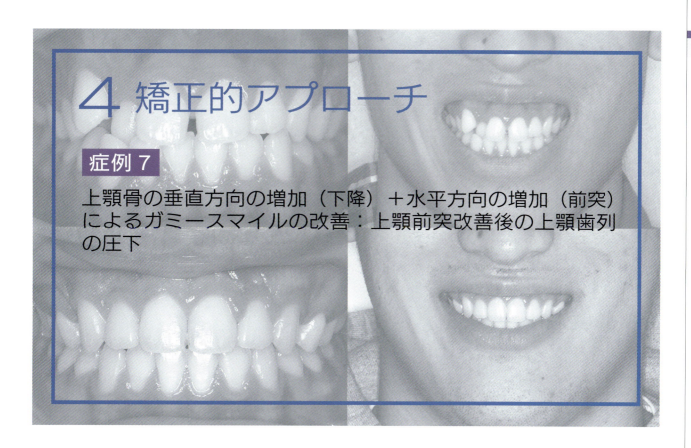

症例の概要

　本症例は，アングルⅠ級の上下顎前突の咬合関係をもち，さらに上顎骨の垂直成分の増加（下降）によって，ガミースマイルを呈している症例である．歯周組織や歯の形態に問題はないため，歯の位置の改善を行わないとガミースマイルが改善しない症例である．水平的な問題（前突）と垂直的な問題（下降）が混在しているため，診断時に双方を見逃さないことが重要である．治療においては，前歯の遠心移動を行うだけではガミースマイルが改善されないため，垂直成分の増加の改善のために矯正用アンカースクリューを用いて上顎歯列の圧下を行い，ガミースマイルを改善したものである．

患者：10代，男性．
主訴：前歯に隙間がある．前歯が内側に入っている．笑ったときに歯ぐきを見えなくしたい．
既往歴：幼少のころから，歯並びと笑ったときに歯肉が見えるのを気にしていた．高校卒業を控え，それらを治すことにした．
現病歴：全身的に健康で特記事項はなし．
顎関節所見：側方運動は左右ともにスムーズで，クリック音，疼痛などは認められない．

■ 顔貌所見

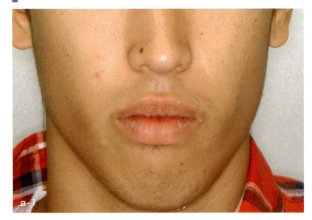
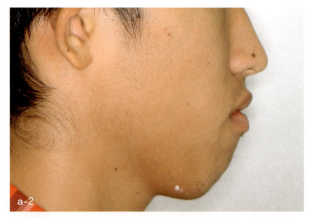
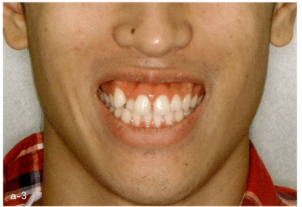

図7 a-1〜a-3　正貌は左右対象で顎の偏移は認められない．側貌では，コンベックスタイプの口元を呈し，リラックス時に口唇は開き口唇閉鎖不全である．口唇閉鎖時には，オトガイに重度の緊張が認められる．スマイル時に約10mmの上顎歯肉の露出が認められ，ガミースマイルを呈している．

check! この症例でどこを見るか？

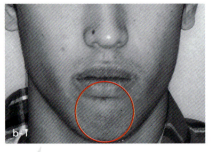
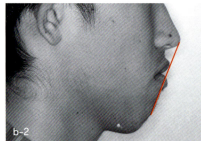
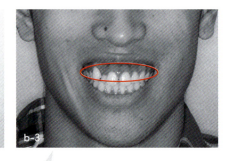

❗口唇閉鎖時，オトガイに重度の緊張．

❗側貌はコンベックス（凸型）タイプ．口唇閉鎖不全がみられる．

❗歯肉の露出は，前歯部と臼歯部に認められる．

　まず，このような顔貌で見るべきところは，口唇の突出度と口唇閉鎖不全の有無である．口唇閉鎖時にはオトガイに重度の緊張が認められる（❗）．また，側貌タイプはコンベックス（凸型）であり，口唇閉鎖不全がある（❗）．この口唇閉鎖不全が水平的な問題からきているのか，垂直的な問題からきているのかを診ていく．本症例の場合は，口唇の突出感もあり，下顔面高も長いため双方に問題点があると推測される．

　次に，歯肉の露出量と露出部位を確認する．歯肉の露出量は約10mmである．露出部位は前歯部から臼歯部にかけて認められる（❗）．上顎骨の前突のみであれば臼歯部の露出は認められないため，上顎歯列の垂直成分の増加（下降）も併発していると見当をつける．最終的な診断は，セファロ分析を行う．

口腔内所見

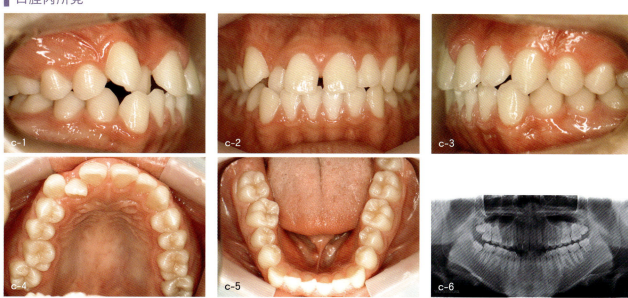

図7 c-1〜c-6　上顎正中離開，上顎右側側切歯の舌側転移，上下顎前歯の唇側傾斜を認めた．臼歯関係はアングルⅠ級であった．前歯部の歯肉は，軽度の発赤を帯びている．2mm以上の歯周ポケットは認められない．正中線は上顎が0.5mm，右側へ偏移していた．オーバーバイトは2.0mm，オーバージェットは3.0mm．大臼歯関係はⅠ級であった．アーチレングスディスクレパンシーは上顎が−2.0mm，下顎が−3.0mmであった．

check! この症例でどこを見るか？

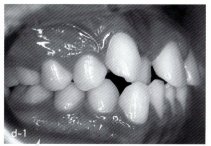
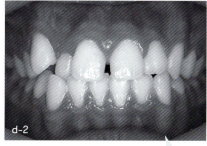
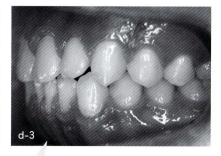

❗ 臼歯関係はアングルⅠ級．

❗ 前歯部の臨床的歯冠形態は適切．歯肉に異常はない．

❗ 下顎のスピーカーブは適切．

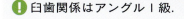

❗ 上顎の叢生量は−2.0mm．下顎の叢生量は−3.0mm．

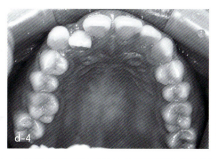

　口腔内で確認すべきことは，まずは不正咬合の有無である．本症例の場合，臼歯関係はアングルⅠ級，上顎前歯正中離開が認められる（❗）．顔貌所見で口元の突出が認められたため，口腔内を確認し上顎前突か，上下顎前突かを確認する．また，前歯の歯軸角を確認し，おおよその前歯の遠心移動量と移動様式（傾斜移動でいいのか，歯体移動が必要か）を確認する．

　本症例の場合は前歯の叢生量は少なく，歯軸角は正常値に近く見えるため，小臼歯抜歯が必要となり，前歯は歯体移動を行わなければならないと見当をつける（❗）．臼歯の固定は最大の固定をイメージする．

セファロ所見

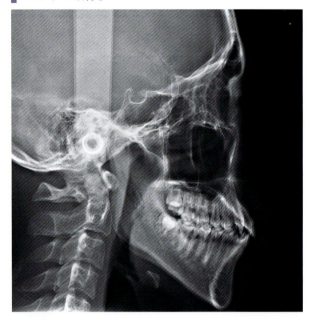

SNA	81.0	Occ -SN	23.0
SNB	78.7	U1 to SN	108.0
ANB	2.3	IMPA	93.0
Facial angle	82.1	FMIA	49.7
Y-axis	71.4	U1toL1	117.5
FMA	37.3	OJ	1.6
SN-MP	41.5	OB	1.0
Gonial angle	123.4		

図7e SNA 81.0°，SNB 78.7°，ANB 2.3°と骨格性の1級であった．上下顎前歯は唇側に傾斜し，切縁は上唇下縁より8mm下方に位置している．下顎前歯の歯軸はIMPA 93.0°と正常範囲である．FMAが37.3°，フェイシャルタイプはドリコタイプである．

check! この症例でどこを見るか？

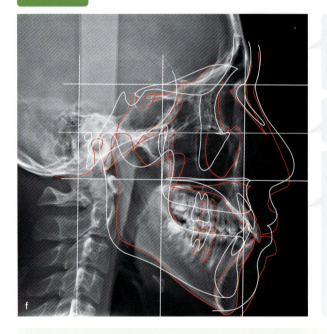

❗ **骨格的に前後的な不調和はあるか**
SNA，SNB，ANBの値により，若干の下顎前突の傾向がある骨格性の1級と診断できる．つまり骨格的に前後的な不調和は認められない．

❗ **前歯は突出しているか**
上下顎前歯は唇側に傾斜傾向にある．

❗ **上顎前歯と臼歯の垂直的な位置は正常か**
口蓋平面からの距離，上唇下縁からの距離を診る．CDS分析による重ね合わせでは，上顎前歯および臼歯の下降が認められる．垂直的な距離を計測すると，口蓋平面より臼歯部で28.0mm（平均値22.6mm），前歯部で36.0mm（平均値28.6mm）と日本人の平均値と比べると前歯部，臼歯部ともに下方に位置していることがわかる．上顎骨の垂直成分の増加（下降）と診断した．このため，前歯の突出を改善後，歯列を圧下すればガミースマイルは改善されると考えられる．

顔貌所見では顕著な口元の突出感と口唇閉鎖不全が認められた．骨格的に診るとANB 2.3°と若干のⅢ級傾向が認められる（❗）．Witz分析では，-5.6mmと下顎が前方に位置している診断になる．上下顎前歯歯軸傾斜角は唇側に傾斜しているが（❗），数値的にはそれほど大きくはない．歯軸角を維持したまま，前方に位置していることがわかる．

垂直成分は，ハーボルドーマクナマラ分析でCd to Pt.A-Cd to Gn-ANS to Meが，95-131-85であり，平均値である95-(122-125)-(73-77)と比べると上顎骨に対し下顎骨が大きく，垂直成分も大きいことがわかる．下顎を基準にみてみても，100-(130-133)-(77-81)と垂直成分が大きいことがわかる．また，CDS分析，上顎の垂直的な距離計測でも，口蓋平面から上顎前歯および臼歯までの距離が大きいことから，上顎骨の垂直成分の増加（下降）によって下顔面高が大きくなっていると診断できる（❗）．

このため，前歯を遠心移動させ，前突感を改善後，上顎歯列全体を圧下し，下顎を反時計方向に回転させ下顔面高を少なくすることで，ガミースマイルの改善を行うことが最善の方法だと推察できる．近遠心方向，垂直方向両方の改善が必要な症例である．

本症例におけるガミースマイルの診断

軟組織診断：口唇の挙上量は平均的である．歯肉の状態に問題はない．

硬組織診断：骨格的には，上顎骨の水平的な位置はSNA 81.0°，SNB 78.7°，ANB 2.3°と骨格性の1級であった．過剰な上顎骨の前突は認められない．上顎前歯は唇側に傾斜し，前突傾向にある．切縁は，上唇下縁より8mm下方に位置している．垂直的な距離を計測すると，口蓋平面より臼歯部で28.0mm（平均値22.6mm），前歯部で36.0mm（平均値28.6mm）と日本人の平均値と比べると前歯部臼歯部ともに下方に位置していることがわかる．上顎骨の垂直成分の増加（下降）と診断した．

フローチャートでは，1st check，2nd checkに該当する項目はなく，3rd checkの「上顎の垂直成分の増加（下降）」に当てはまる．口元の突出は歯槽性のものであるため，チャートでは「上顎の水平成分の増加（前突）」には当てはまらないが，ガミースマイルの要因としては「上顎の水平成分の増加（下降）」が大きい．

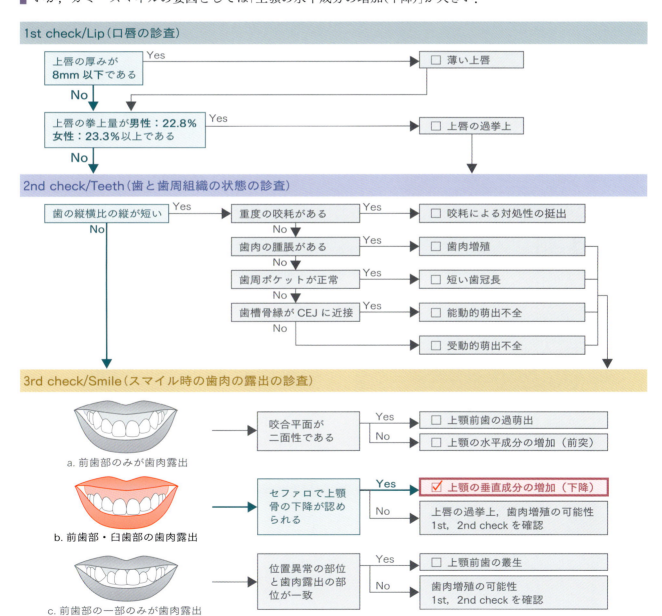

本症例におけるガミースマイルの治療

1．症例の問題点
- アングルⅠ級の臼歯関係
- 上下顎前突
- ガミースマイル
- 上顎前歯正中離開，叢生
- 正中線の不一致

2．治療計画

　患者はガミースマイルをともなうアングルⅠ級叢生の症例である．SNA，SNB，ANBの診断で骨格性の1級となり，上下顎前歯の前後的位置は前方位にあることから上下顎前突と診断した．また上顎の垂直的位置も下方に位置していることから，上顎骨の垂直成分の増加(下降)とも診断される．

　本症例のガミースマイルの主たる要因は，上顎の垂直成分の増加(下降)である．上下顎前突の改善のために，上下顎両側第一小臼歯の抜歯を行い，前歯を舌側移動させ，その後，垂直成分の改善，ガミースマイルの改善のために矯正用アンカースクリューを用いて上顎歯列の全体的な圧下を行うこととした．

　小臼歯抜歯により前歯を舌側移動させると口唇も下降し歯肉の露出量も減少するが，それだけだはガミースマイルの顕著な改善は認められない．歯列全体の圧下が必要となる症例である．治療期間が長期化することを事前に患者に伝えておいた．

3．治療方法
- 上下顎前歯の舌側移動
- 上顎歯列の矯正用アンカースクリューによる全体的な圧下

治療のながれ

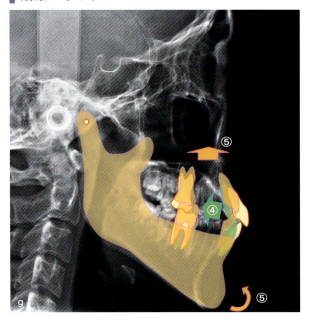

治療期間が長期化する旨を事前に説明．
① 上顎装置装着
② 上顎前歯のレベリング
③ 4|4抜歯／下顎に装置装着：下顎歯列レベリング
④ 4|4抜歯／上下顎前歯遠心移動
⑤ 上顎歯列圧下／下顎の反時計回りの回転
⑥ 終了

治療のイメージ

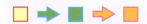

実際の治療

矯正歯科治療開始時

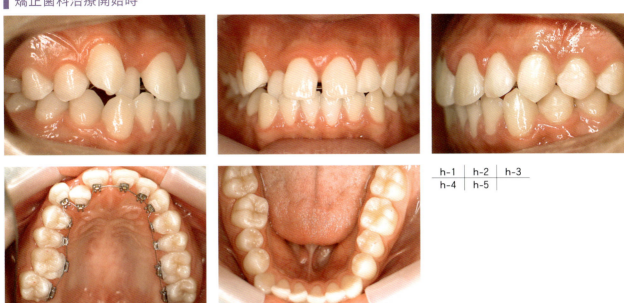

h-1	h-2	h-3
h-4	h-5	

図7 h-1～h-5　矯正歯科治療開始時の口腔内写真．上顎に舌側矯正装置を装着した．叢生量が少ないため，正中の空隙閉鎖を行う．小臼歯の抜歯は行わずにレベリングを行う．Wire size UP：.012"ニッケルチタンワイヤー

動的治療中

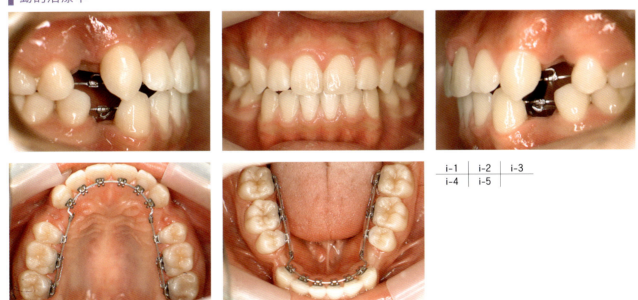

i-1	i-2	i-3
i-4	i-5	

図7 i-1～i-5　動的治療開始から8か月．上顎前歯のレベリングが終了し，前歯部のトルク確立ができたところで小臼歯を抜歯し，前歯の遠心移動を開始した．下顎に舌側矯正装置を装着してから6か月が経過している．下顎は装置装着時に小臼歯を抜歯し，前歯の排列を行う．この時点では前歯のレベリングが終了し，上顎同様に前歯の遠心移動を開始した．Wire size UP：.017"×.025"ステンレススチールワイヤー，LW：.017"×.025"ステンレススチールワイヤー

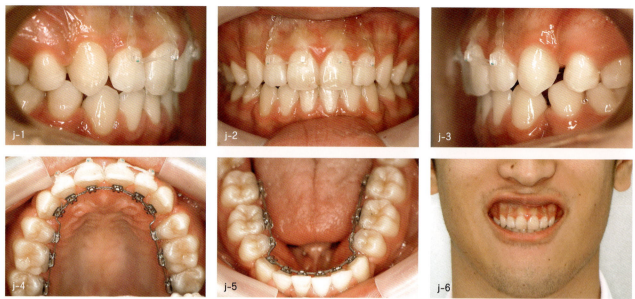

図7 j-1〜j-6　動的治療開始時から18か月後．上下顎前歯の遠心移動が終了している．この時点ではガミースマイルは改善されていない．次は，上顎歯列の圧下を行う．まずは上顎前歯歯肉境移行部に矯正用アンカースクリューを2本埋入し，上顎前歯の圧下を開始した．Wire size　UP：.016"×.016"ステンレススチールワイヤー，LW：.017"×.025"ステンレススチールワイヤー

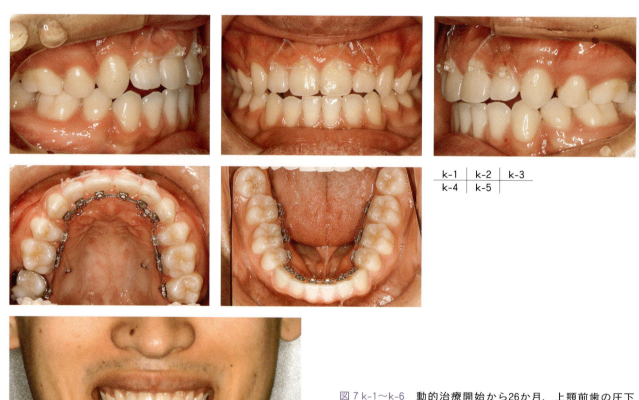

k-1	k-2	k-3
k-4	k-5	

図7 k-1〜k-6　動的治療開始から26か月．上顎前歯の圧下を行っている．この時点でガミースマイルは改善されているが，前歯が噛んでおらずオープンバイトの状態である．オープンバイトを改善し良好な対咬関係を得るために，両側の口蓋側第一大臼歯と第二大臼歯間に矯正用アンカースクリューを埋入し，上顎臼歯部の圧下を開始した．このタイミングで，8|8 の抜歯を行った．Wire size　UP：.017"×.025"ステンレススチールワイヤー，LW：.017"×.025"ステンレススチールワイヤー

矯正歯科治療終了時

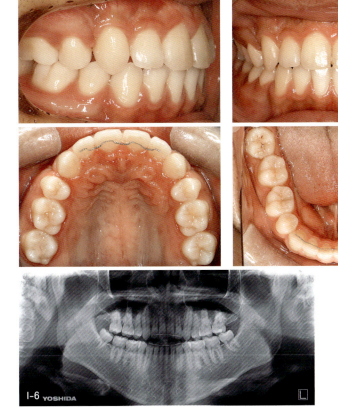
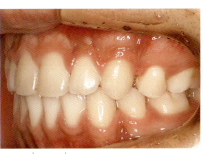

I-1	I-2	I-3
I-4	I-5	

図7 I-1〜I-6 治療開始から42か月後．各歯はきれいに排列され，臼歯関係は1歯対2歯を確立し正中線は上下で一致している．前歯部の歯軸傾斜角も適切になっている．重篤な歯根吸収も認められない．

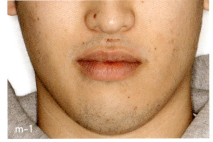
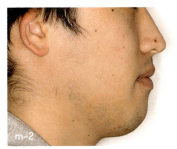
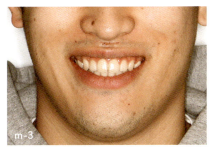

図7 m-1〜m-3 治療終了時の顔貌写真．上下顎前歯が舌側移動され，口元の突出感が改善されている．また，上顎歯列が圧下されたことで，ガミースマイルは改善されている．

治療前後のスマイルの比較

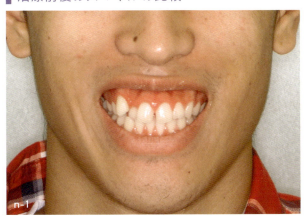
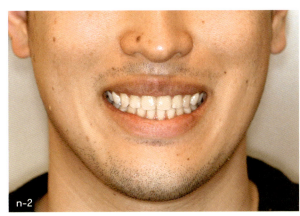

図7 n-1〜n-2 n-1：治療前．n-2：治療終了から5年3か月後．ガミースマイルは改善されている．

治療後のセファロ所見

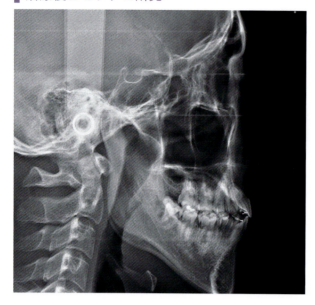

SNA	81.0	81.0	Occ-SN	23.0	18.5
SNB	78.7	78.1	U1 to SN	108.0	110.5
ANB	2.3	2.9	IMPA	93.0	87.0
Facial angle	82.1	85.6	FMIA	49.7	59.7
Y-axis	71.4	68.3	U1toL1	117.5	121.4
FMA	37.3	33.3	OJ	1.6	2.0
SN-MP	41.5	41.1	OB	1.0	2.0
Gonial angle	123.4	123.4			

(赤字：治療終了時)

図7o　SNAに変化はなく，SNBは78.7°から78.1°と若干減少し，下顎の反時計回りの回転が認められる．上顎前歯歯軸角は維持されつつ圧下されている．上顎前歯切端は上唇下縁より2mmとなっている．

治療前後のセファロの重ね合わせ

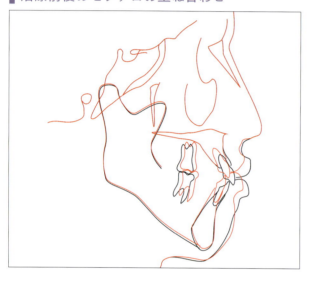

図7p　上顎前歯は約6mm舌側に移動し，約8mmの圧下が達成されている．また，上顎臼歯は約3mm圧下されている．下顎前歯は約5mm舌側に移動されている．上顎の圧下量に比べ，下顎の反時計回りの回転量が少ないのは，下顎臼歯の挺出が起こったからである．

症例7のまとめ

　矯正治療にて上下顎前歯が舌側移動により口唇の突出が改善され，上顎歯列の圧下によりガミースマイルが改善され，良好なスマイルが獲得されている．セファロの重ね合わせでは，上顎前歯で8mmの圧下，6mmの舌側移動が認められる．移動量が多いが，適切なリンガルルートトルクが獲得されている．上顎の圧下量に比べ，下顎の閉口量が少ないのは下顎臼歯が挺出しているためである．下顎臼歯を矯正用アンカースクリューなどで固定すればより下顎の閉口量が増えるが，下顎臼歯が挺出するということは，この下顔面高が患者にとって筋肉や顎関節に負荷のかからない安定する高さであると考えられ，無理に閉じることは長期的にみて安定しない恐れがあると推察される．

　動的治療期間は42か月と長期にわたったが，移動量を考慮すると妥当だと思われる．5年3か月経過しても歯列は安定し，良好なスマイルが維持されている．

5 歯周的補綴的アプローチ

症例 8
能動的萌出不全によるガミースマイルの改善：
クラウンレングスニング後の補綴処置
（症例提供：土屋賢司氏［土屋歯科クリニック＆ works］）

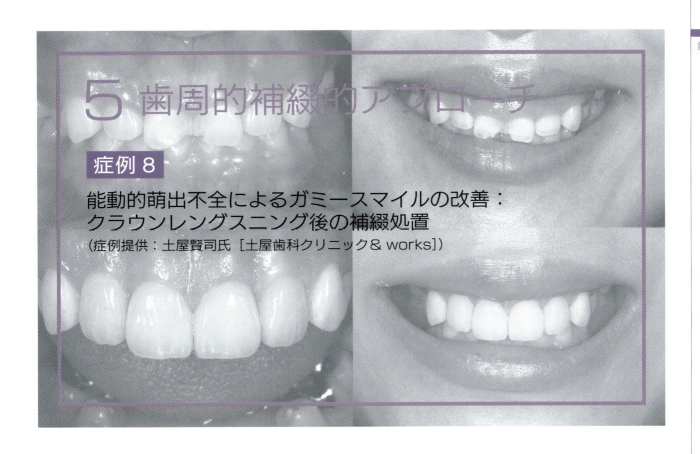

症例の概要

　本症例は，上顎前歯の萌出不全により臨床的歯冠形態の不調和を呈している．骨格性2級，アングルⅡ級の咬合関係にあるが，患者の希望により矯正治療は行わずに歯周外科処置と補綴治療によりガミースマイルを改善した．その治療目標を達成するための診断と，モックアップステントを使用した治療目標の視覚化が重要といえる．

- **年齢**：20代，女性．
- **主訴**：前歯をきれいにしたい．笑ったときに歯ぐきが見える
- **既往歴**：幼少のころから歯肉が見えるのを気にしていた．上顎前歯が破折し，前歯をきれいにしたいと思い来院．
- **現病歴**：全身的に健康で特記事項はなし．
- **顎関節所見**：側方運動は左右ともにスムーズで，クリック音，疼痛などは認められない．

▌顔貌所見

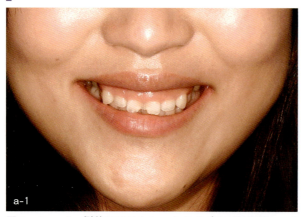 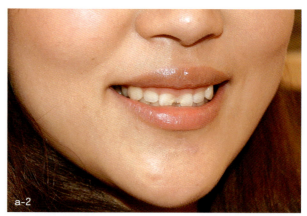

図8 a-1～a-2　側貌ではストレートタイプの口元を呈し，リラックス時に口唇は閉鎖していた．正貌は左右対象で顎の偏移は認められない．スマイル時に約6mmの上顎歯肉の露出が認められ，ガミースマイルを呈している．

check! この症例でどこを見るか？

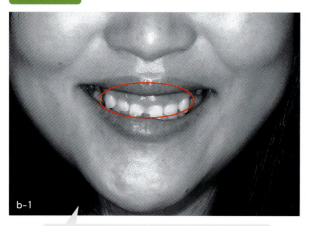 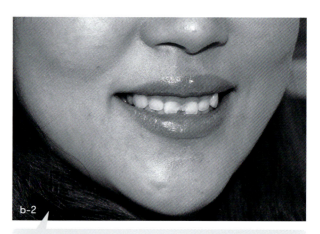

❗ 歯肉の露出が前歯部に認められる．　　❗ 口唇閉塞時にオトガイ部の緊張は見られない．

　まず，歯肉の露出部位と側貌のタイプを確認する．歯肉の露出は上顎前歯部に認められ（❗），軟組織と硬組織両方の要因でガミースマイルを呈していることが考えられる．軟組織における要因としては萌出不全，硬組織における要因としては上顎前歯の過萌出もしくは上顎の水平成分の増加（前突）が考えられる．

上顎の水平成分の増加（前突）の場合はおおむね口元の突出をともなうため，側貌を確認し診断する．
　本症例の側貌のタイプは，ストレートタイプであった．臨床的歯冠形態はスクエアタイプであるため，口腔内における軟組織の要因を確認する．

口腔内所見

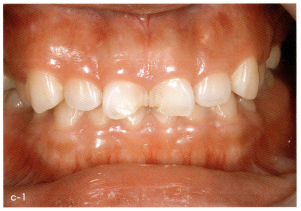
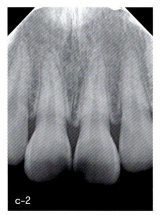

図8 c-1〜c-3　上顎両中切歯切縁には破折による実質欠損が認められる．臨床的歯冠長は短く，臨床的歯冠形態はスクエアタイプであるが，デンタルエックス線写真では，CEJ付近がくびれており，これが歯肉増殖を引き起こしていると考えられる．歯周外科後は，ブラックトライアングルと形態不良が予測されるため，術後にベニアによる補綴処置を計画した．骨吸収，歯根吸収などの所見は認められない．

check! この症例でどこを見るか？

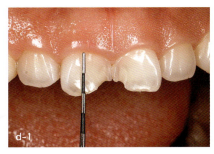
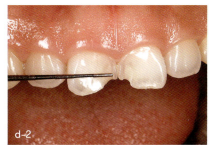
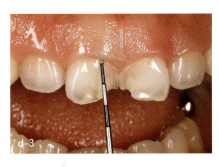

- 臨床的歯冠形態は，スクエアタイプ．
- 歯周ポケットは，中切歯で4mm．
- 付着歯肉の幅を計測する．付着歯肉の幅は十分にあるため，歯肉切除が可能である．

　まず確認すべきことは，歯冠形態である．本症例の臨床的歯冠形態は，縦横比よりスクエアタイプである（❗）．本来の形態がスクエアタイプなのか，歯周組織に問題がありスクエアタイプに見えるのかを，歯周ポケット検査により確認する．歯肉に腫脹はないが，歯周ポケットが深いことで萌出不全であると診断できる（❗）．骨頂がCEJより根尖側にあり十分な付着があれば受動的萌出不全，骨頂がCEJに近接している場合は能動的萌出不全と診断する（❗）．

本症例におけるガミースマイルの診断

軟組織診断：口唇の挙上量は平均的であった．歯周ポケットは全歯において深い値を示すが，炎症所見などはなく萌出不全と診断される．

硬組織診断：デンタルエックス線写真などにより，CEJと歯槽骨縁が近接していることから萌出不全のなかでも能動的萌出不全と診断される．

　フローチャートでは，1st checkに相当する項目はなく，2nd checkでの能動的萌出不全に当てはまる．3rd checkでは「上顎前歯の過萌出」に当てはまるが，患者の希望により矯正歯科治療による改善は行わない．

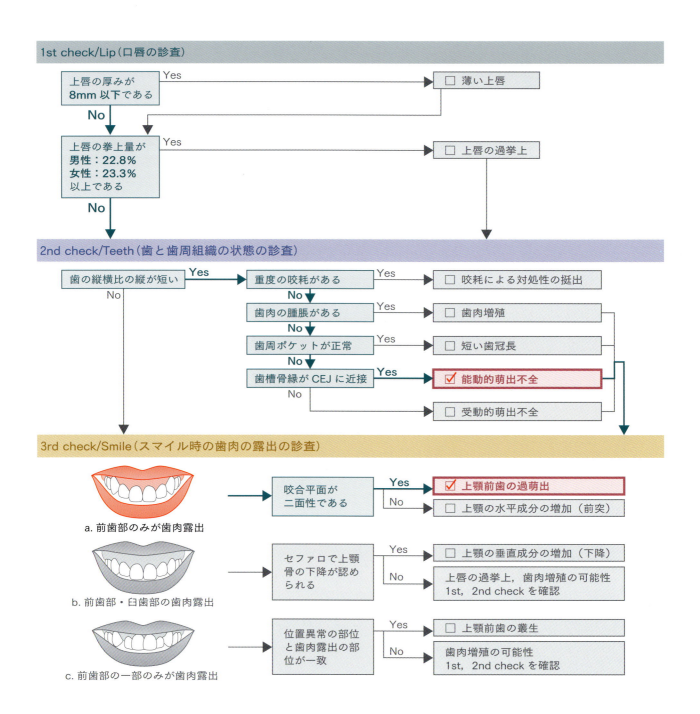

本症例におけるガミースマイルの治療

1．症例の問題点
- 能動的萌出不全
- 上顎前歯部の歯冠破折
- ガミースマイル

2．治療計画
　患者は能動的萌出不全によるガミースマイルである．軽度のアングルⅡ級2類であり，前歯部における過蓋咬合を呈している．

　ガミースマイル改善のために，骨削除をともなう歯肉切除（クラウンレングスニング）を行い，その後，歯冠形態の改善のために補綴処置を行う．

3．治療方法
- 上顎前歯の骨削除をともなう歯肉切除
- 上顎前歯の補綴処置

治療のながれ

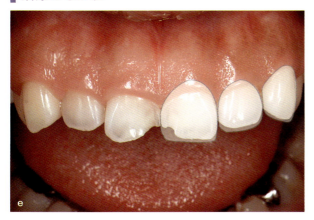

①モックアップステントによる治療目標の視認化
②骨削除をともなう歯肉切除
③補綴処置

実際の治療

サージカルステント作製・試適

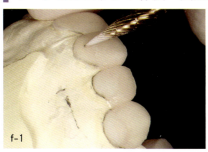
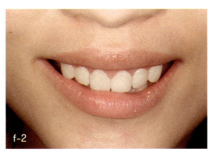
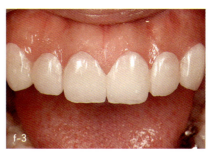

図8 f-1〜f-3　デンタルエックス線診断により計測したCEJまでの距離を基準として，サージカルステントを作製する．これを口腔内に装着し，治療目標を視認する．患者にも確認してもらう．8 f-1：サージカルステント作製時．8 f-2：サージカルステント試適時の口元．8 f-3：サージカルステント試適時の口腔内．

骨削除をともなう歯肉切除（クラウンレングスニング）

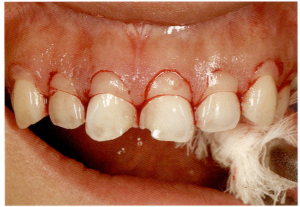

図 8 g-1　試適したサージカルステントに沿って切除線を入れる．

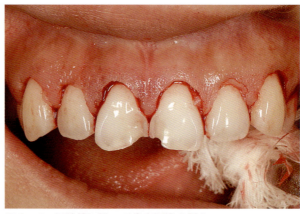

図 8 g-2　切除線に沿って歯肉切除を行う．

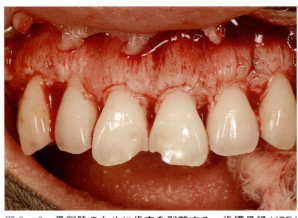

図 8 g-3　骨削除のために歯肉を剥離する．歯槽骨縁がCEJに近接している．

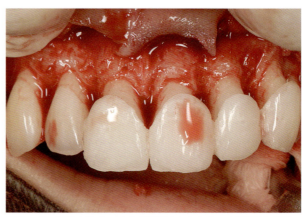

図 8 g-4　CEJより 2 mm上に骨頂がくるよう，骨削除を行う．

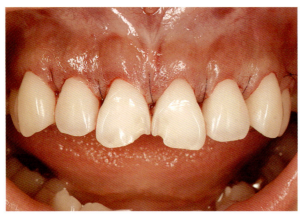

図 8 g-5　閉創し，縫合する．

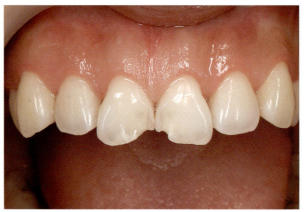

図 8 g-6　術後 3 か月の状態．術前の予測どおり，歯冠形態は三角形を呈している．

骨削除をともなう歯肉切除（クラウンレングスニング）

最終補綴装置装着時

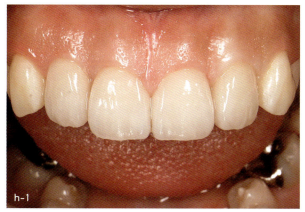
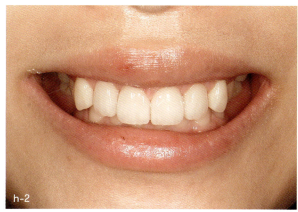

図8 h-1, h-2　術後3か月で印象採得を行い，最終補綴装置を装着した．

術前・術後でのスマイルの比較

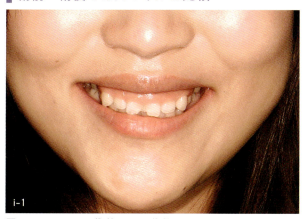
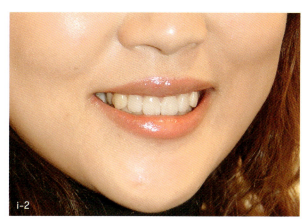

図8 i-1, i-2　i-1：術前．i-2：術後．ガミースマイルは改善され，良好なスマイルが獲得されている．

症例8のまとめ

　能動的萌出不全におけるガミースマイルに対して，骨削除を含む歯肉切除術を行い，補綴装置による歯冠形態の改善を行った．術後は，良好なスマイルが獲得されている．骨削除を行うことで，後戻りも防止されている．また，サージカルステントを術前に試適することで，術後のイメージを患者，術者で共有することができた．

6 矯正的歯周的アプローチ

症例 9

上顎骨の垂直的成分の増加（下降）と萌出不全によるガミースマイルの改善：上顎歯列の圧下と歯肉切除術

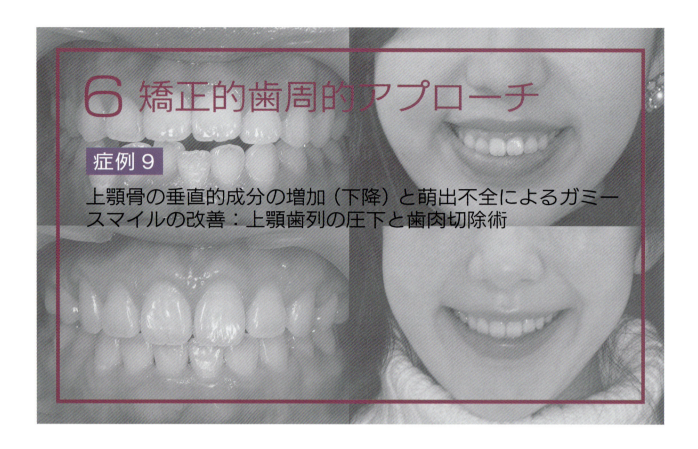

症例の概要

　本症例は，ガミースマイルをともなうアングルⅠ級のオープンバイトであり，前歯の唇側傾斜による口唇の突出，口唇閉鎖不全でもある．

　オープンバイトであり，かつガミースマイルの治療は，難しいとされている．ガミースマイルを改善するために上顎前歯を圧下させるとオープンバイトが悪化し，オープンバイトを改善するために上顎前歯を挺出させてしまうとガミースマイルが悪化してしまうからである．しかし，ガミースマイル，オープンバイトの要因を的確に診断し，適切な治療を施すことで確実に双方を治すことができる．

　本症例では，ガミースマイルの改善に前歯の遠心移動と圧下および歯肉切除術，そしてオープンバイトの改善に上顎臼歯の圧下を行い，良好な結果を得られた．ガミースマイルの要因を確実に診断することで，顕著に改善させることができる．

患者：20代，女性．
主訴：前歯が出ている．口元が出ている．笑ったときに歯ぐきが見える．
既往歴：口元の突出感と笑ったときに歯ぐきが見えることをずっと気にしていた．大学生になり，治療することを決意した．
現病歴：全身的に健康で，特記事項はなし．
顎関節所見：側方運動は左右ともにスムーズで，クリック音，疼痛などは認められない．

■ 顔貌所見

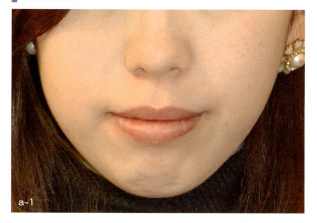
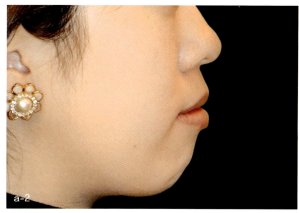
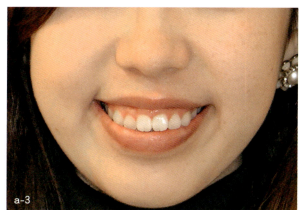

図 9 a-1, a-2　正貌では，左右ほぼ対象で顎の偏移は認められない．側貌はコンベックス（凸型）タイプの口元を呈し，リラックス時に口唇は開いている．スマイル時に約 6 mm の上顎歯肉の露出が認められ，ガミースマイルを呈している．

check! この症例でどこを見るか？

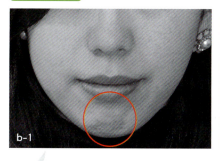
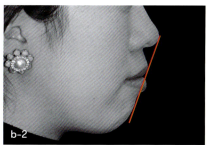
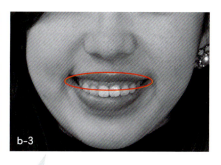

❗ 口唇閉鎖時にオトガイに重度の緊張．

❗ 側貌はコンベックス（凸型）タイプ．口唇閉鎖不全が認められる．

❗ 歯肉の露出は前歯部に顕著であるが，臼歯部にも認められる．

　このような口唇の突出感があるガミースマイルで確認すべきことは，原因が水平的なものなのか垂直的なものなのか，また水平的な問題であれば上下顎前突なのか，上顎前突なのかである．本症例の側貌タイプはコンベックス（凸型）タイプで，口唇閉鎖不全があった（❗）．また，口唇閉鎖時にはオトガイに重度の緊張を認めた（❗）．これらを考慮すると上下顎前突の可能性が示唆され，口唇閉鎖時のオトガイの緊張は水平成分の増加（前突）によるものであると推察する．

　次に，歯肉の露出量と露出部位を確認する．歯肉の露出量は約 6 mm であった．歯肉の露出は前歯部に顕著で臼歯部にも認められる（❗）．ガミースマイルの原因は垂直成分の増加（下降）の可能性が高くなる．最終的な診断は，セファロ分析を行う．

■ 口腔内所見

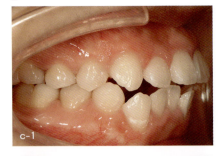
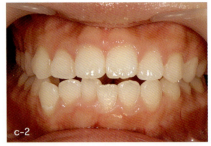
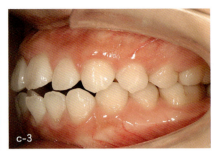
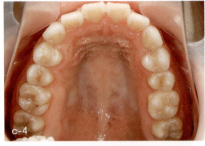
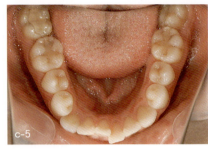

図 9 c-1～c-5　上下顎前歯の唇側傾斜，下顎前歯部の叢生，前歯部開咬を認めた．臼歯関係はアングルⅠ級であった．歯肉に炎症はなく，臨床的歯冠形態はスクエアタイプである．オーバーバイトは－2.0mm，オーバージェットは2.0mm，アーチレングスディスクレパンシーは上顎が－1.0mm，下顎が－2.0mmであった．

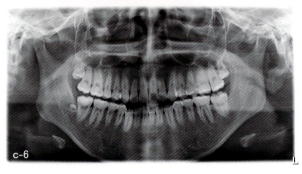

図 9 c-6　パノラマエックス線写真所見では，上顎両側第三大臼歯および下顎右側第三大臼歯の残根状の不透過像が認められる．歯槽硬線は明瞭で，骨の吸収像は認められない．また，下顎頭の吸収も認められない．

check! この症例でどこを見るか？

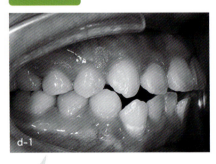
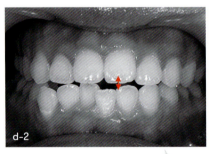
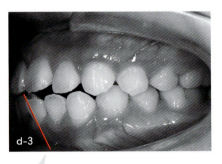

❗ 臼歯関係はアングルⅠ級．

❗ マイナスのオーバーバイト．前歯部の歯冠形態はスクエア．歯肉に炎症はない．

❗ 下顎前歯の唇側傾斜量は大きい．

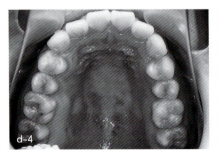
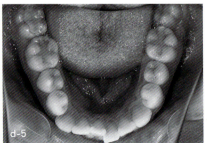

❗ 下顎前歯の叢生は軽度．

口腔内で確認すべきことは，まずは不正咬合の有無である．本症例の場合，臼歯関係はアングルⅠ級，上顎前歯の軽度の叢生が認められる(❗)．顔貌所見で口元の突出が認められたため，口腔内を確認し，上顎前突か上下顎前突かを確認する．また，前歯の歯軸角を確認し，おおよその前歯の遠心移動量と移動様式（傾斜移動でいいのか，歯体移動が必要か）を確認する．

　本症例の場合は下顎前歯の叢生量は少なく(❗)，上下顎前歯は唇側に傾斜していることが確認できる(❗)．そのため，小臼歯抜歯が必要となり，前歯を傾斜移動で舌側へ入れなければならないと見当がつけられる．叢生量は少ないが，口唇の突出量が重度であるため，固定は最大の固定をイメージする．

One Point! オープンバイトとガミースマイル

　開咬（オープンバイト）とガミースマイルの発生には直接的な相関はないが，併発している場合が少なからず見受けられる．上顎骨の水平的成分の増加，かつ上下顎前歯の唇側傾斜をともなっているガミースマイルであれば，開咬を併発することが多い．開咬もガミースマイルと同様に多因子性の症状であり，その要因がガミースマイルと重なる場合もある．

　矯正用アンカースクリュー開発前の開咬の治療は，前歯を挺出させるか，外科矯正手術を併用する方法が確実性が高く，一般的であった．ヘッドギアなどの顎外矯正装置を使用し上顎臼歯の圧下を行う場合もあるが，患者の協力性が乏しく思ったような効果が得られないことがあり，前歯部に垂直顎間ゴムなどを使用して前歯の挺出に頼らざるをえず，ガミースマイルを増長させる要因となっていたことも多い．現在では，矯正用アンカースクリューの使用により歯の圧下が容易に行えるようになったため，開咬の治療後にガミースマイルが増長することは少なくなったといえる．

　その際，重要になるのが診断である．開咬の要因は大きく分けて，①前歯部の低位，②臼歯部の高位，③骨格的要因，の3つに分類される．そして，これらの要因が複数合わさったものである．これら開咬の要因をしっかりセファロなどを用いて診断し，要因に沿った治療方法を行うことが重要である．

　以下の症例は，上顎前歯の低位による開咬である．ガミースマイルとは逆に笑っても歯の露出が少ない，いわゆる，インサイザルショウイングが少ない症例である．このような場合は，積極的に上顎前歯を挺出させて開咬を改善し，かつ上顎前歯の露出を増やす必要がある．

インサイザルショウイングを考慮し，上顎前歯を挺出させて開咬を改善した症例

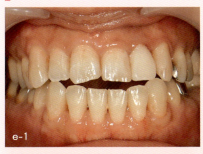
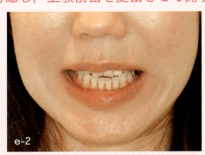
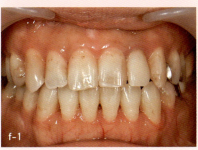
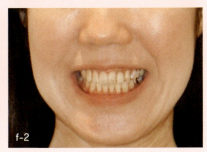
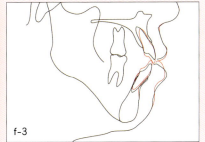

図9 e-1, e-2　治療前．前歯部は開咬を呈している．スマイル時，上顎前歯の露出量は少ない．

図9 f-1〜f-3　治療後．開咬は改善されている．上顎前歯が挺出することにより，スマイル時に前歯の露出量が増え，良好なスマイルとなっている．セファロの重ね合わせでは，上顎前歯は2.5mm挺出されている．

セファロ所見

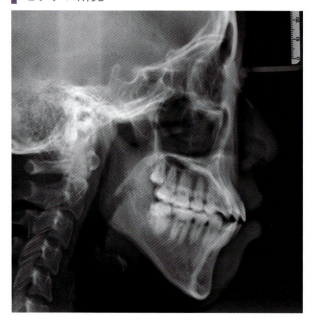

SNA	81.1	Occ -SN	22.1
SNB	77.4	U1 to SN	110.3
ANB	3.7	IMPA	102.3
Facial angle	80.5	FMIA	36.6
Y-axis	73.2	U1toL1	102.6
FMA	41.1	OJ	0.5
SN-MP	44.7	OB	-2.6
Gonial angle	126.4		

図 9 g　SNA 81.1°, SNB 77.4°, ANB 3.7°と骨格性の 1 級であった．上顎前歯は唇側に傾斜し，切縁は上唇下縁より 4 mm 下方に位置している．下顎前歯の歯軸はIMPA 102.3°と唇側に傾斜し，前歯部開咬の状態である．FMAが41.1°であり，フェイシャルタイプはドリコタイプである．

check! この症例でどこを見るか？

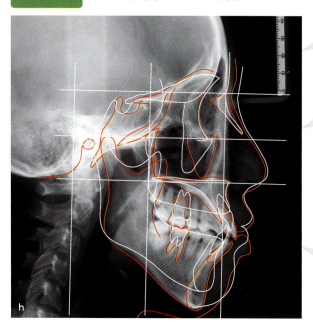

❶ 骨格的に前後的な不調和はあるか
臼歯咬合関係はアングルⅠ級である．骨格的にも 1 級を呈している．

❶ 前歯は突出しているか
上下顎前歯が唇側傾斜していることで，口元は突出している．咬合様式は，前歯部開咬である．

❶ 上顎前歯臼歯の垂直的な位置は正常か
CDS 分析による重ね合わせでは，上顎前歯，臼歯の下降が認められる．垂直的な距離を計測すると，口蓋平面より臼歯部で 30.0mm（平均値 22.6mm），前歯部で 36.0mm（平均値 28.6mm）と，日本人の平均値と比べると前歯部，臼歯部ともに下方に位置している．上顎骨の垂直成分の増加（下降）とも診断した．このため，前歯の突出を改善後，歯列の圧下をすればガミースマイルは改善されると考えられる．

　セファロで確認すべきことは，まずは骨格の前後的な不調和である．本症例は骨格性 1 級の状態を呈している（❶）．歯の状態をみると，上下顎前歯が唇側傾斜しており，かつ上顎臼歯の下降（高位）によって下顎が開大し，開咬の状態を呈していることがわかる（❶）．
　開咬を改善し，機能的回復を得るためには，臼歯の圧下を行い，下顎を反時計周りの回転をさせることが必要と診断される．また，口元の突出，口唇閉鎖不全の改善のためには，小臼歯抜歯を行い積極的に前歯の舌側移動を行う必要がある．この際，注意すべきことは，上顎前歯をなるべく挺出させることなく前歯の舌側移動，臼歯の圧下を行うことである．前歯が挺出してしまうと，ガミースマイルが悪化してしまうためである．

本症例におけるガミースマイルの診断

軟組織診断：口唇の挙上量は通常．歯肉の肥厚が認められる．これは炎症性のものではなく，受動的萌出不全によるものと診断した．

硬組織診断：骨格的にはSNA 81.1°と平均的であり，骨格性の重篤な前突はなく，上下顎前歯の唇側傾斜が認められる．口元の突出感は，上下顎前歯の唇側傾斜による歯性のものと診断される．上顎骨の垂直的な距離を計測すると，口蓋平面より第一大臼歯近心咬頭30.0mm（平均値22.6mm），前歯部で36.0mm（平均値28.6mm）と，上顎骨の垂直的成分の増加（下降）と診断した．

チャートでは，1st checkに相当する項目はなく，2nd checkでは「受動的萌出不全」が当てはまる．また，3rd checkでは，「上顎の垂直成分の増加（下降）」が該当する．

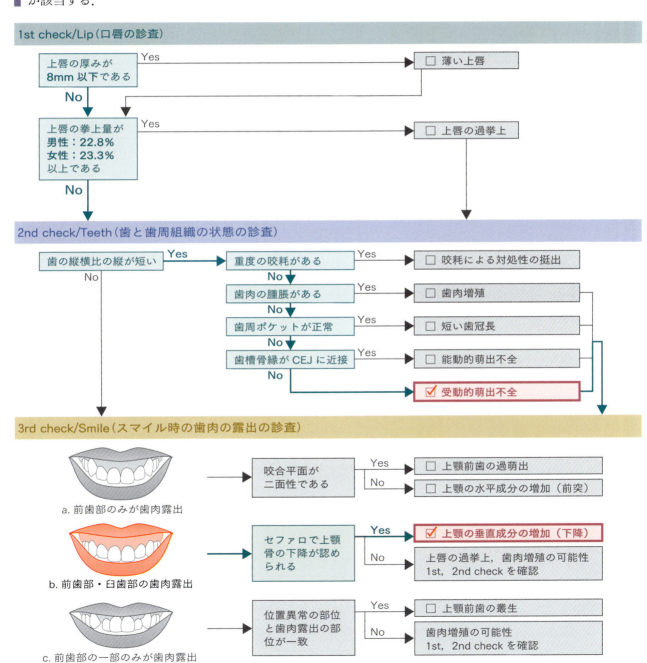

本症例におけるガミースマイルの治療

1．症例の問題点
- アングルⅠ級上下顎前突
- オープンバイト
- ガミースマイル
- 下顎前歯の叢生
- 正中線の不一致

2．治療計画

　患者はガミースマイルをともなうアングルⅠ級上下顎前突オープンバイトであり，さらに上顎の垂直成分の増加（下降），上下顎前歯唇側傾斜，上顎前歯部の受動的萌出不全が認められる．治療方針としては，上下顎両側第一小臼歯を抜歯し，上下顎前歯の突出の改善を行う．

　ガミースマイルの要因としては，上下顎前歯の唇側傾斜，上顎の垂直成分の増加（下降），受動的萌出不全が挙げられる．上顎骨は数値的には前突していないが，前歯の唇側傾斜をともなう突出により上顎の水平成分の増加（前突）の状態を呈しているため，上下顎両側小臼歯抜歯による前突の改善を行う．また，上顎の垂直成分の増加（下降）と受動的萌出不全を併発しており，これらの処置を行わないと顕著な改善が得られないため，上顎歯列全体の圧下および歯肉切除術を行うこととした．とくに前歯部開咬の改善のため，上顎歯列の圧下は前歯部より臼歯部を多く圧下する．

3．治療方法
- 上下顎両側第一小臼歯抜歯，前歯遠心移動
- 上顎前歯の矯正用アンカースクリューによる圧下
- 上顎臼歯の圧下によるオープンバイトの改善
- 歯肉切除術

治療のながれ

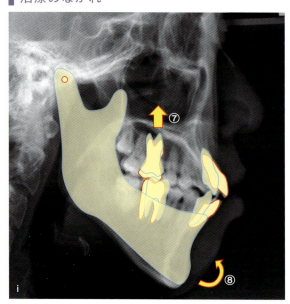

矯正歯科治療単独で治療する方針を提示し，治療後に必要があれば歯肉切除術を行う旨を説明．
① 上顎前列のレベリング
② 4|4 抜歯，下顎歯列レベリング
③ 下顎前歯の遠心移動
④ 4|4 抜歯，上顎前歯の遠心移動
⑤ 上顎前歯：矯正用アンカースクリューを埋入し，上顎前歯の圧下
⑥ 上顎歯肉切除
⑦ 上顎臼歯：矯正用アンカースクリューを埋入し，上顎臼歯の圧下
⑧ 下顎の反時計回りの回転による開咬の改善
⑨ 終了

実際の治療

矯正歯科治療開始

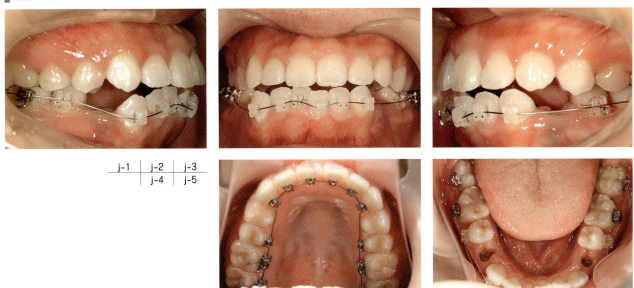

j-1	j-2	j-3
	j-4	j-5

図 9 j-1〜j-5　矯正歯科治療開始から 2 か月後の口腔内写真．上顎は抜歯をせずにレベリングを開始している．下顎は両側第一小臼歯を抜歯してレベリングを開始している．Wire size UP：.012"ニッケルチタンワイヤー，LW：.012"ニッケルチタンワイヤー

動的治療中

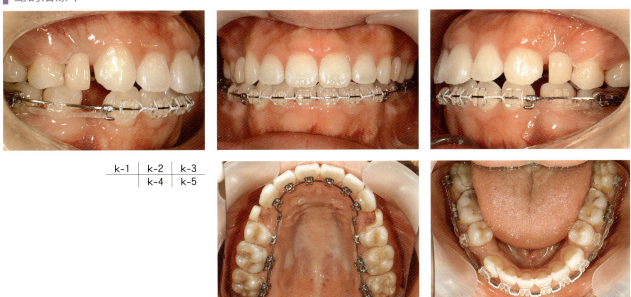

k-1	k-2	k-3
	k-4	k-5

図 9 k-1〜k-5　動的治療から28か月後の口腔内写真（途中，海外留学のため18か月来院せず）．上顎のレベリングが終了し，第一小臼歯を抜歯し，上下顎前歯の遠心移動を行っている．Wire size UP：.017"×.025"ステンレススチールワイヤー，LW：.017"×.025"ステンレススチールワイヤー

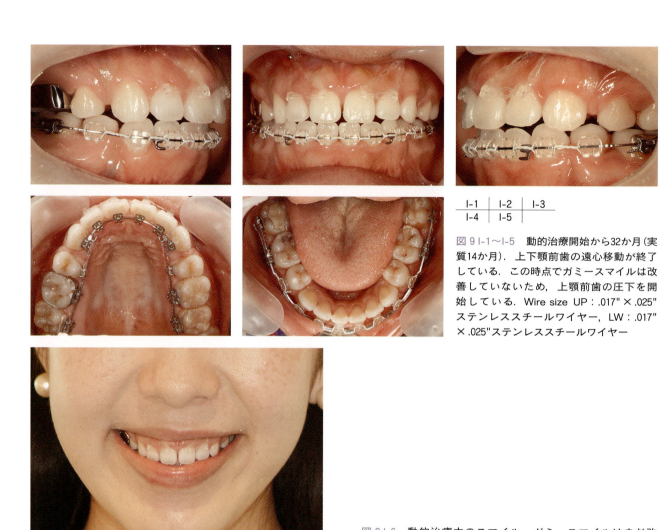

I-1	I-2	I-3
I-4	I-5	

図9 l-1〜l-5 動的治療開始から32か月（実質14か月）．上下顎前歯の遠心移動が終了している．この時点でガミースマイルは改善していないため，上顎前歯の圧下を開始している．Wire size UP：.017"×.025"ステンレススチールワイヤー，LW：.017"×.025"ステンレススチールワイヤー

図9 l-6 動的治療中のスマイル．ガミースマイルはまだ改善していない．

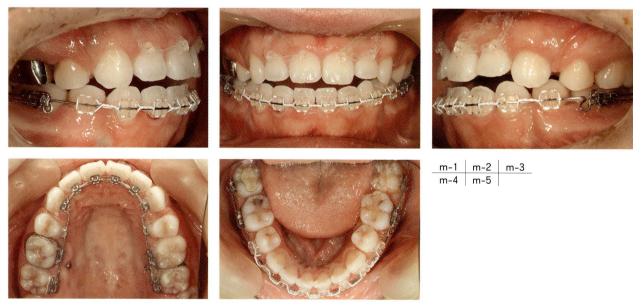

m-1	m-2	m-3
m-4	m-5	

図9 m-1〜m-5 動的治療開始から38か月（実質20か月）．上顎前歯の圧下が終了し，上顎臼歯の圧下を開始している．これにより，オープンバイトの改善を図っている．Wire size UP：.017"×.025"ステンレススチールワイヤー，LW：.017"×.025"ステンレススチールワイヤー

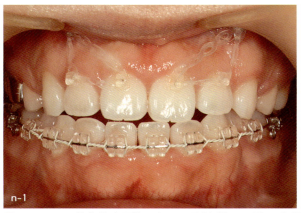 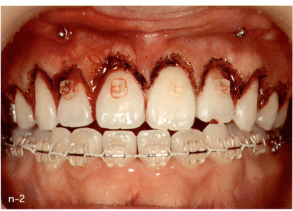

図9 n-1, n-2　動的治療開始から40か月（実質22か月）．上顎前歯部に受動的萌出不全，圧下による相対的な歯肉増殖が認められ，正確な歯肉の露出量が判別できないため，歯肉切除術を行った．

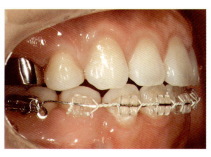 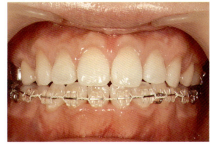 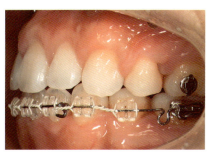

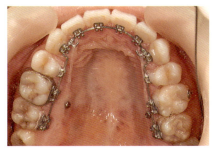 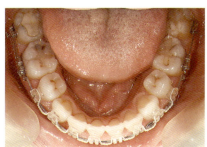

図9 o-1〜o-5　動的治療開始から44か月（実質26か月）．緊密な咬合を得るため，上顎臼歯の圧下およびディテーリングを行っている．Wire size UP：.017"×.025"ステンレススチールワイヤー，LW：.016"×.022"ステンレススチールワイヤー

矯正歯科治療終了

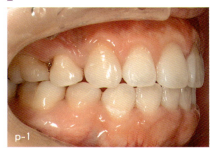 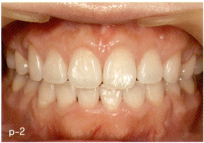 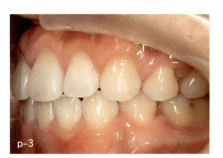

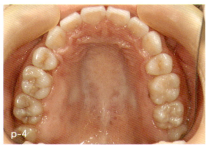 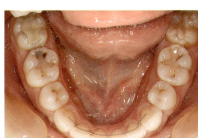 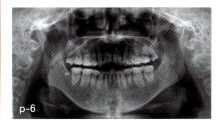

図9 p-1〜p-6　矯正歯科治療終了時の口腔内写真およびパノラマエックス線写真．動的治療期間48か月（実質30か月）オープンバイトは改善されている．臼歯関係は1歯対2歯を確立し，重篤な歯根吸収も認められない．上顎前歯の圧下，歯肉切除による歯肉の腫脹，炎症はなく，健康な状態である．

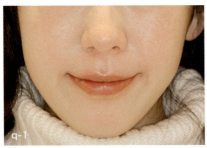 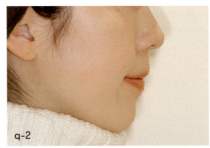 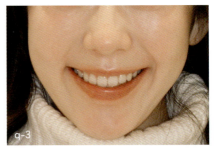

図9 q-1～q-3　上顎前歯が遠心移動，圧下され，また歯肉切除により臨床的歯冠長が延長されたため，ガミースマイルは改善されている．側貌も改善され，良好な口元が得られている．

治療前後のスマイルの比較

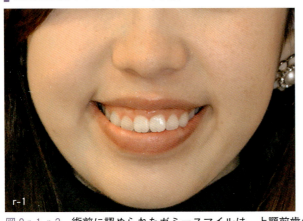 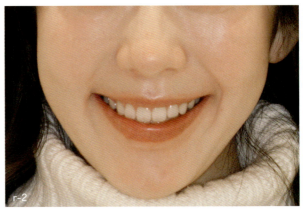

図9 r-1, r-2　術前に認められたガミースマイルは，上顎前歯の遠心移動，圧下，歯肉切除により，改善されている．また，歯冠の縦横比も改善されている．

治療後のセファロ所見

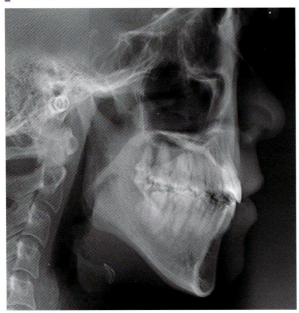

SNA	81.1	79.2	Occ -SN	22.1	20.4
SNB	77.4	76.3	U1 to SN	110.3	101.9
ANB	3.7	3.0	IMPA	102.3	85.4
Facial angle	80.5	82.3	FMIA	36.6	58.1
Y-axis	73.2	71.0	U1toL1	102.6	129.8
FMA	41.1	36.5	OJ	0.5	2.0
SN-MP	44.7	43.1	OB	-2.6	1.7
Gonial angle	126.4	126.4			

（赤字：治療終了時）

図9 s　SNA 81.1°から79.2°に，SNB 77.4°から76.3°に，ANB 3.7°から3.0°に変化している．これは上顎臼歯の圧下にともない下顎が反時計回りに回転し，開咬が改善されたことによる変化だと思われる．前歯部では良好な対咬関係が得られている．上下顎前歯歯軸角は，102.6°から129.8°に改善されている．上顎前歯切端は，上唇下縁より2mmとなっている．

治療前後のセファロ重ね合わせ

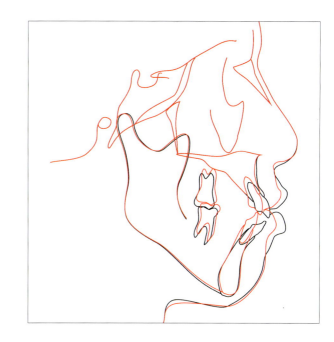

図9t 上顎前歯で約2mm，上顎臼歯で約3mmの圧下が達成され，前歯部におけるオープンバイトは改善されている．側貌における口元の突出感も改善され，ストレートタイプとなっている．

症例9のまとめ

　矯正歯科治療にて口唇の突出が改善され，良好な側貌が得られている．また，上顎の圧下，歯肉切除によってガミースマイルも改善され，調和のとれたスマイルになっている．動的治療期間は，途中約1年6か月の海外留学期間を含め48か月であった．セファロの重ね合わせでは，上顎前歯で約2mm，臼歯で約3mmの圧下が認められる．術前がオープンバイトのため，臼歯の圧下量を多くすることで機能的な改善も達成されている．

　歯肉切除術を矯正歯科治療中に行ったのは，圧下により歯冠を覆う歯肉量が増大し，圧下の目安がつかなくなったためである．適切な時期に歯肉切除術を行い，本来の歯冠長を露出させることで，あとどのくらい圧下させればいいのかを診断できた．

7 矯正的補綴的アプローチ

症例 10

咬耗による対処性の挺出によるガミースマイルの改善：
上顎前歯圧下後の補綴処置

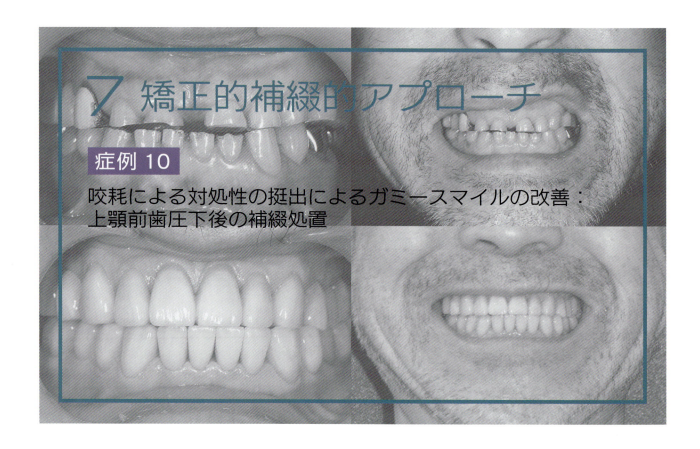

症例の概要

　本症例は，長期に及ぶブラキシズム（歯ぎしり）により前歯が咬耗している．歯冠が短くなるにつれて挺出し，それにともない歯肉ラインも下がり，後天的にガミースマイルとなった症例である．現状のまま前歯に歯周外科処置，補綴処置を行うと抜髄処置が必須となり，歯冠-歯根比も悪くなることにより治療結果の長期安定性が得られないと考えられる．これを回避するために，矯正用アンカースクリューを用いて挺出した歯を圧下させ元の位置に戻してから，生活歯のまま補綴処置を施しガミースマイルの改善を行い，その長期安定性の獲得を図った．

患者：60代，男性．
主訴：前歯がしみる．歯をつくりたい．歯を見せて笑えるようになりたい．
既往歴：気づいたら歯が短くなっていた．仕事が忙しく，歯科には通えなかった．
現病歴：全身的に健康で特記事項はなし．
顔貌所見：側貌では，若干の下唇の突出を認める．側貌のタイプは，コンベックスタイプといえる．正貌はやや下顎が右側に偏移している．スマイル時に約6mmの上顎歯肉の露出が認められ，ガミースマイルを呈している．
顎関節所見：クリック音，疼痛などは認められない．

顔貌所見

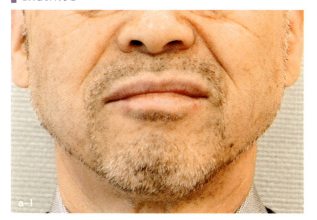
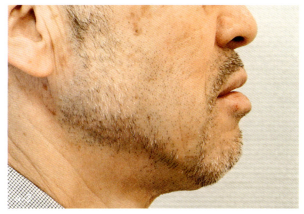
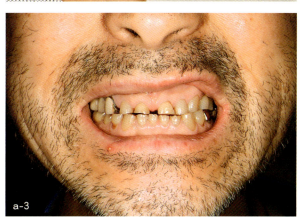

図10a-1, a-2　正貌は，やや下顎が右側に偏移している．側貌ではコンベックス（凸型）タイプの口元を呈し，下唇の突出が認められる．スマイル時に約6mmの上顎歯肉の露出が認められ，ガミースマイルを呈している．本人は歯が短いことがコンプレックスで，うまく笑えないと感じている．

check! この症例でどこを見るか？

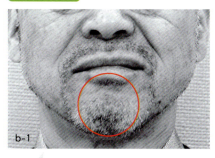
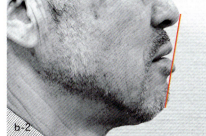
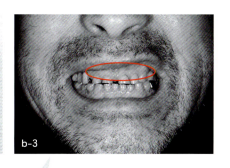

❗口唇閉鎖時にオトガイに軽度の緊張．

❗側貌は，コンベックス（凸型）タイプ．

❗歯肉露出は前歯部に認められる．

　まず確認すべきことは，口唇の突出度，口唇閉鎖不全があるかである．側貌タイプはコンベックス（凸型）タイプで（❗），口唇閉鎖時にはオトガイに軽度の緊張が認められる（❗）．この時点では骨格的には3級傾向が疑われるが，確定はできない．最終的な診断はセファロ分析を行う．

　次に，歯肉の露出量と露出部位を確認する．歯肉の露出量は約6mmである．露出部位は前歯部に認められる（❗）．また，臨床的歯冠高径の重度の減少から，咬耗による挺出は明らかである．

■ 口腔内所見

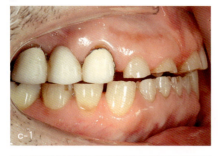
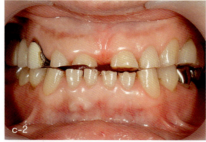
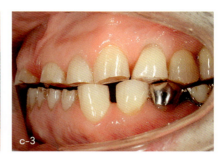
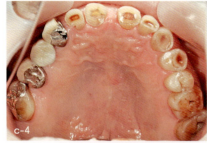
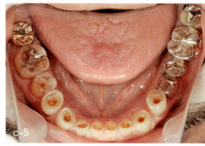

図10c-1〜c-5 前歯の歯冠高径は著しく減少し，本来の歯冠高径の1／5程度となっている．咬合面観では，露出した象牙質が認められる．臼歯部に比べ，前歯部の高径の減少が大きい．

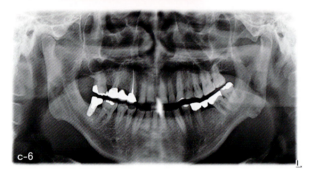

図10c-6 パノラマエックス線写真では，$\frac{64|}{|6}$ 欠損が認められ，ブリッジが装着されているのが確認できる．また，$7|$ にはインプラントが埋入されている．歯槽骨に吸収は認められない．下顎頭の吸収も認められない．

check! この症例でどこを見るか？

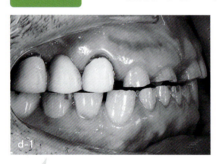
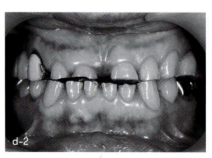
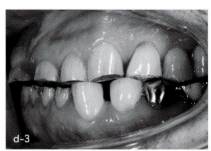

❗ 臼歯関係はアングルⅠ級．

❗ 咬耗は前歯部で顕著．正中線はほぼ一致している．

❗ 咬合平面は平坦．

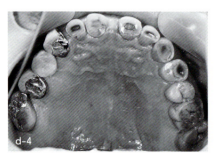
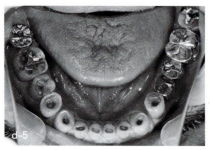

❗ 上顎の叢生量は＋3.0mm．下顎の叢生量は0mm．

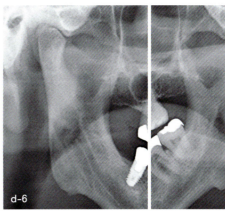

> 関節頭に吸収像はない．関節窩が深い傾向が認められる．

口腔内でまず確認すべきことは，咬耗の部位と臼歯関係である．咬耗は全歯にわたり，とくに前歯部に顕著である．臼歯関係は，アングルⅠ級である．上顎前歯正中離開が認められる．顔貌所見で下唇の突出が認められたため，口腔内を確認し歯列の前後的関係を確認する．前歯部では切端咬合となっているため，下顎前突の傾向が疑われる．

セファロ所見

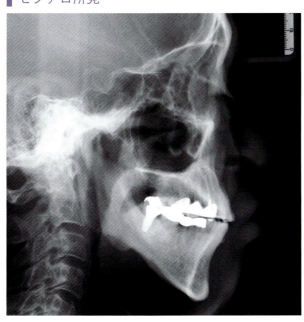

SNA	82.2	Occ -SN	22.9
SNB	79.6	U1 to SN	107.3
ANB	2.6	IMPA	87.1
Facial angle	83.2	FMIA	56.2
Y-axis	68.4	U1toL1	125.2
FMA	36.7	OJ	0.8
SN-MP	40.4	OB	0
Gonial angle	126.8		

図10e　SNA 82.2°，SNB 79.6°，ANB 2.6°と骨格性の3級傾向の1級であった．U1 to SN 107.3° IMPA 87.1°と上下顎前歯歯軸角はともに正常範囲である．上顎前歯切縁は，上唇下縁とほぼ同位置である．FMAが36.7°とフェイシャルタイプはドリコタイプである．

check! この症例でどこを見るか？

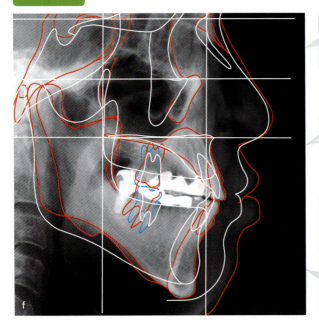

❗ **骨格的に前後的な不調和はあるか**
SNA，SNB，ANB の値により，骨格性1級と診断できる．つまり骨格的に前後的な不調和は認められない．

❗ **前歯は突出しているか**
上下顎前歯歯軸角は正常範囲内である．

❗ **上顎前歯と臼歯の垂直的な位置は正常か**
口蓋平面からの距離，上唇下縁からの距離を診る．CDS分析による重ね合わせでは，上顎前歯の位置は問題なく，臼歯の下降が認められる．垂直的な距離を計測すると，口蓋平面より臼歯部で 22.0mm（平均値 22.6mm），前歯部で 29.0mm（平均値 28.6mm）である．上顎前歯切端の位置は変えずに，補綴処置を行ったほうがよいと推察される．

　このような，咬耗による咬合高径の低下が疑われる症例のセファロで確認すべきことは，顔面高の減少が起こっているかである．咬耗による歯の挺出とともに歯冠高径が減少し，それにともない下顎が反時計回りの回転をしていくことがある．この場合，咬合高径を挙上して顎位を回復する必要があるが，歯の挺出のみが行われ下顎の反時計回りの回転が行われない場合であれば，むやみに咬合高径を挙上すると顎関節症状の発生や，装着した補綴装置の破損につながる．

　過去のデータと比較できれば良いのだが，通常はセファロなどの過去のデータがないため，現状が平均的な状態と比較して逸脱していないかを診断する．CDS分析（▶知っておきたい基礎知識1参照，31ページ）のほかに，側貌軟組織診断，ハーボルトーマクナマラ分析，オクルーザルカーブ分析などを用いて診断している（▶症例6，121ページ参照）．

　本症例の側貌軟組織診査では，中顔面と下顔面の比は1：1であった．ハーボルトーマクナマラ分析では，87(a)-115(b)-74(c) であった．ハーボルトーマクナマラ分析で用いる平均値では，(a)が87の時の(b)-(c)は，87-(109-112)-(67-69)であり，本症例は下顎が大きい傾向がある．下顎を基準にみると，(b)が115のときの平均値は91-(114-118)-(70-74)であるため，下顎の大きさにおいては垂直的な距離に問題はないといえる．

　よって，本症例では咬合高径の減少の傾向が見られなかったため（❗），咬合挙上をなるべくしない方向で治療計画を立案した．

本症例におけるガミースマイルの診断

軟組織診断：口唇の挙上量は平均的である．歯肉の状態は問題ない．

硬組織診断：骨格的には，上顎骨の水平的な位置はSNA 82.2°，SNB 79.6°，ANB 2.6°と骨格性1級であった．過剰な上顎骨の前突は認められない．上顎前歯は唇側に傾斜し，前突傾向にある．切縁は上唇下縁とほぼ同じ位置である．垂直的な距離を計測すると，口蓋平面より臼歯部で22.0mm（平均値22.6mm），前歯部で29.0mm（平均値28.6mm）と日本人の平均値とほぼ同じ値である．これは，咬耗した切端の位置であるため，本来の歯冠長径があれば上唇下縁より7〜8mm下方になると考えられる．

チャートでは，1st checkに該当する項目はなく，2nd checkでは「咬耗の対処性の挺出」に該当する．この場合，3rd checkには該当はない．

1st check/Lip（口唇の診査）

- 上唇の厚みが8mm以下である — Yes → □ 薄い上唇
- No → 上唇の挙上量が 男性：22.8% 女性：23.3% 以上である — Yes → □ 上唇の過挙上
- No → 2nd check

2nd check/Teeth（歯と歯周組織の状態の診査）

- 歯の縦横比の縦が短い — Yes → 重度の咬耗がある — Yes → ☑ 咬耗による対処性の挺出
  - No → 歯肉の腫脹がある — Yes → □ 歯肉増殖
    - No → 歯周ポケットが正常 — Yes → □ 短い歯冠長
      - No → 歯槽骨縁がCEJに近接 — Yes → □ 能動的萌出不全
        - No → □ 受動的萌出不全
- No → 3rd check

3rd check/Smile（スマイル時の歯肉の露出の診査）

a. 前歯部のみが歯肉露出 → 咬合平面が二面性である — Yes → □ 上顎前歯の過萌出 / No → □ 上顎の水平成分の増加（前突）

b. 前歯部・臼歯部の歯肉露出 → セファロで上顎骨の下降が認められる — Yes → □ 上顎の垂直成分の増加（下降） / No → 上唇の過挙上，歯肉増殖の可能性 1st, 2nd check を確認

c. 前歯部の一部のみが歯肉露出 → 位置異常の部位と歯肉露出の部位が一致 — Yes → □ 上顎前歯の叢生 / No → 歯肉増殖の可能性 1st, 2nd check を確認

本症例におけるガミースマイルの治療

1．症例の問題点
- アングルⅠ級空隙歯列
- 全歯にわたる咬耗
- ガミースマイル
- 上顎前歯正中離開

2．治療計画
　本症例は，重度のブラキシズムに起因する咬耗による対処性の挺出からくる，後天的なガミースマイルである．SNA，SNB，ANBの診断で骨格性1級となるが，Witz分析では−4.0mmと下顎が前方に位置している診断となり，下顎前突の傾向がうかがえる．

　機能的改善，審美的回復を目標とし，矯正用アンカースクリューを用いて咬耗により挺出した上顎前歯を圧下し，対合歯とのクリアランスを獲得した後，補綴装置の装着を行うこととした．その際，咬合高径を挙げることはなるべく行わない．ガミースマイルの要因は咬耗による対処性の挺出のため，上顎前歯を適切な位置まで圧下後，補綴処置を行うことで改善する．

3．治療方法
- 上前歯の圧下
- 上顎歯列のアライメント（排列）
- 補綴処置

治療のながれ

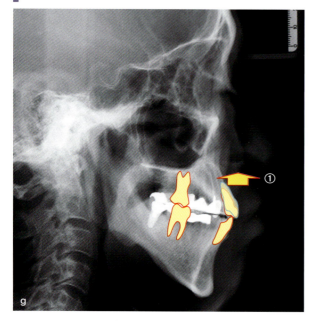

補綴処置を行うための前処置として，矯正歯科治療が必要となる．
①上顎前歯圧下：矯正用アンカースクリューを使用
②上顎歯列の排列
③補綴処置

実際の治療

矯正歯科治療開始時

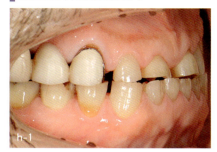
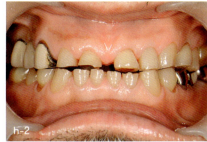
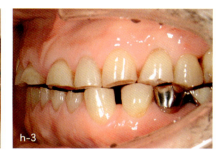
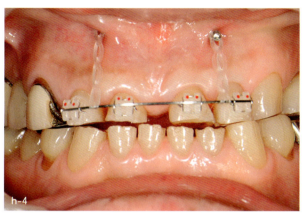

図10h-1〜h-4　矯正歯科治療開始時の口腔内写真．上顎に矯正装置を装着した．唇側歯肉頬移行部に埋入した矯正用アンカースクリューにより，圧下を開始している．Wire size UP：.016"×.022"ステンレススチールワイヤー

動的治療中①

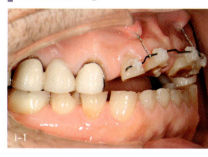
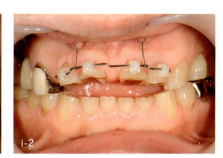
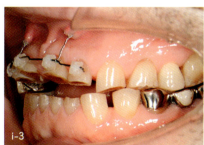
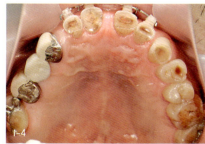
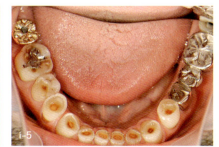
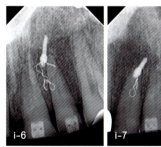

図10i-1〜i-7　i-1〜4：矯正歯科治療開始から6か月後．上顎前歯の圧下が進んでいる．歯肉ラインを整えるため，ワイヤーにベンドを入れている．Wire size UP：.016"×.016"ニッケルチタンワイヤー．i-6, 7：圧下後のデンタルエックス線写真では，歯根吸収は認められない．

プロビジョナルレストレーション装着

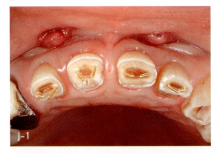
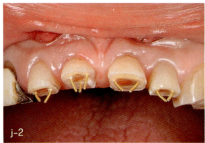
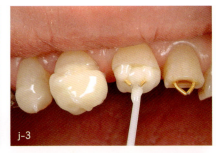
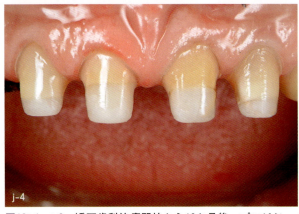
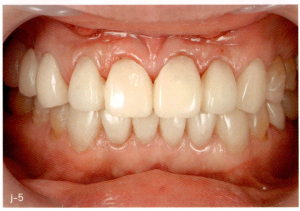

図10j-1〜j-6　矯正歯科治療開始から10か月後，プロビジョナルレストレーションを装着した．j-1：う蝕を除去．j-2：歯髄を避けてTMSピンを立てる．j-3：直接法によるレジン支台築造．j-4：支台歯形成．j-5：プロビジョナルレスレストレーション装着．

動的治療中②

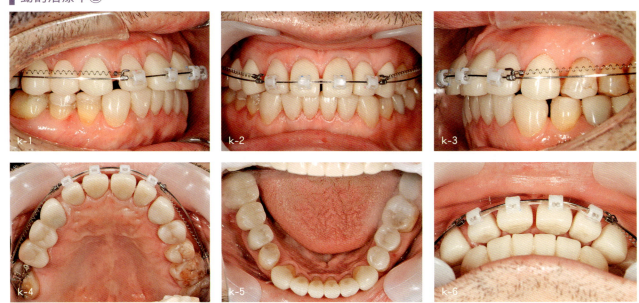

図10k-1〜k-6　矯正歯科治療開始から10か月後．唇側傾斜している歯軸を改善するためにブラケットを装着し，排列，前歯の舌側移動を行った．Wire size　UP：.016"×.022"ステンレススチールワイヤー

矯正歯科治療終了時

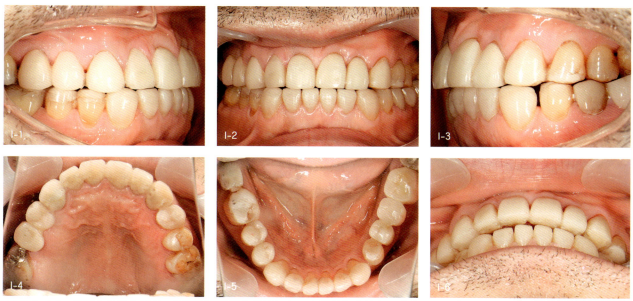

図10l-1〜l-5 開始から16か月で，矯正歯科治療を終了した．上顎前歯歯軸角は改善され，適切なオーバージェットが獲得されている．重度のブラキサーのため，オーバーバイトはプロビジョナルレストレーションの咬耗により浅くなっている．

最終補綴装置装着

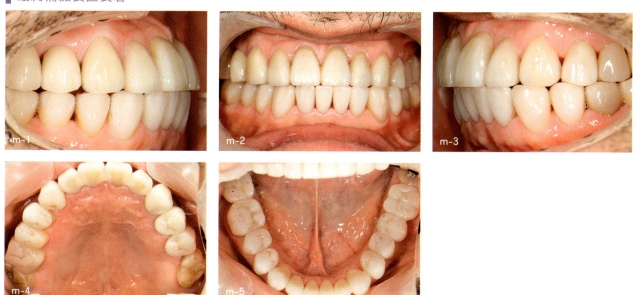

図10m-1〜m-2 ブラキシズムを考慮し，最終補綴装置はフルバランストオクルージョンの咬合様式としている．

▍治療前後のスマイルの比較

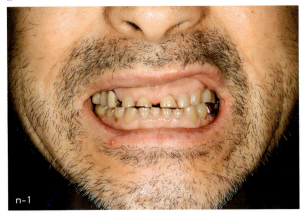
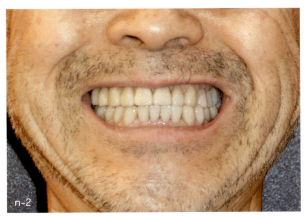

図10n-1〜n-2　n-1：治療前．n-2：治療後．ガミースマイルは改善されている．

症例10のまとめ

　矯正歯科治療にて上顎前歯が圧下され，補綴治療により歯冠形態が回復され良好なスマイルが獲得できている．自然に笑えるようになり，左右の口角の挙上量も対称的になっている．
　今後は，再度，前歯が挺出してこないよう，ナイトガード等を使用し，経過をみていく必要がある．

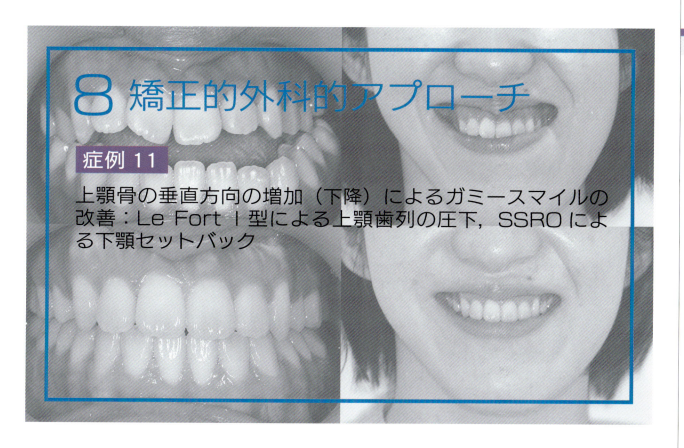

8 矯正的外科的アプローチ

症例 11

上顎骨の垂直方向の増加（下降）によるガミースマイルの改善：Le Fort I 型による上顎歯列の圧下，SSRO による下顎セットバック

症例の概要

　本症例の患者は，アングルIII級下顎前突の咬合関係をもち，さらに上顎骨の垂直成分の増加によって，ガミースマイルを呈している．また，下顔面高の垂直間距離が左右で異なるため，顔面が非対称となっている．LeFort I 型切除線にて上顎を圧下，SSRO（下顎骨矢状分割法）にて下顎のセットバックを行い，ガミースマイルおよび咬合の改善を行ったものである．

患者：20代，女性．
主訴：下あごが出ている．顔が曲がっている．笑ったときに歯ぐきが見える．
既往歴：幼少のころから下あごの突出感と顔面の偏移があった．
現病歴：全身的に健康で特記事項はなし．
顔貌所見：側貌ではコンベックス(凸型)タイプの口元を呈し，リラックス時に口唇は開いており，口唇閉鎖不全である．正貌では下あごが左側へ偏移している．スマイル時に上顎犬歯から臼歯までの歯肉の露出が認められ，ガミースマイルを呈している．
顎関節所見：側方運動は左右ともにスムーズで，クリック音，疼痛などは認められない．

■ 顔貌所見

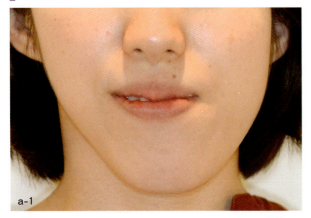
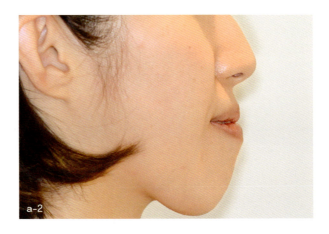
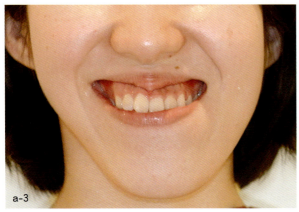

図11a-1〜a-3　正貌からオトガイの左側へ，約10mmの偏移が認められる．側貌では下顎の開大傾向が認められ，コンベックス（凸型）タイプの口元を呈し，リラックス時に口唇は開いており，口唇閉鎖不全である．口唇閉鎖時には，オトガイに重度の緊張が認められる．スマイル時に犬歯から臼歯部にかけて右側で約9mm，左側7mmの歯肉の露出が認められ，ガミースマイルを呈している．前歯部には臼歯部ほどの歯肉の露出は認められない．

check! この症例でどこを見るか？

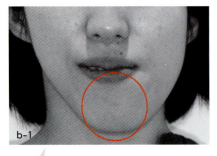
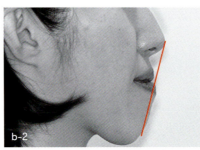
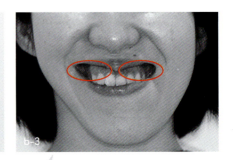

❗ 口唇閉鎖時にオトガイ部に重度の緊張．

❗ 側貌はコンベックス（凸型）タイプ．口唇閉鎖不全がある．

❗ 歯肉の露出は犬歯部から臼歯部に認められる．

　顔面非対称の原因がどこからきているかを確認する．上顎骨自体が偏移しているのか，上顎骨の偏移はなく上顎歯列からなのか，もしくは上顎に偏移はなく下顎骨のみの偏移なのか．

　本症例では，上顎臼歯部の歯肉の露出量に左右で差異があること，上顎左側中切歯の歯軸が左側に傾斜していることなどから上顎骨からの偏移を疑う．下顎はオトガイ部で約10mm，左側へ偏位しており，上顎より偏位量が多い．確定診断は，正貌セファロエックス線写真で行う．側貌はコンベックス（凸型）タイプである（❗）．通常，下顎前突ではコンケイブ（凹型）タイプの側貌となるが，臼歯部の高径が大きいことで下顎が時計回りに開大し，オトガイ部が後退することで口元が突出する．確定診断は，側貌セファロエックス線写真などで行う．

口腔内所見・パノラマエックス線写真

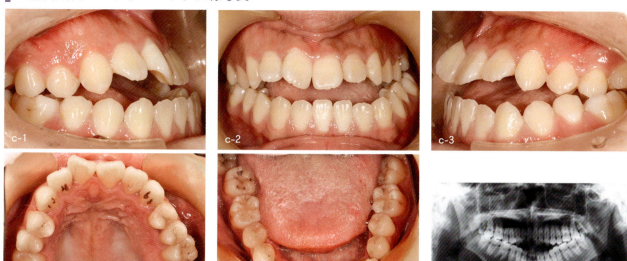

図11c-1〜c-6 治療前の口腔内．小臼歯から前歯部にかけて重度の開咬が認められる．オーバージェットは−3.7mm，オーバーバイトは−3.3mmである．また，臼歯関係はアングルⅢ級であった．2mm以上の歯周ポケットは認められない．正中線は上顎が右側へ0.5mm，下顎が左側へ4mm偏移していた．アーチレングスディスクレパンシーは上顎が−2.0mm，下顎が−0.5mmであった．

check! この症例でどこを見るか？

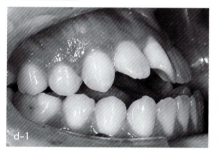
❗臼歯関係はアングルⅢ級．

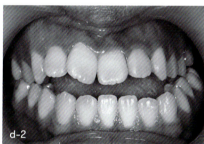
❗前歯部の歯冠形態は適切．
−3.3mmのオーバーバイト．

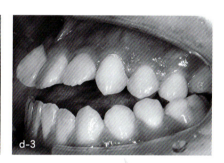
❗下顎のスピーカーブは重度．

❗上顎の叢生は−2.0mm.
下顎の叢生は−0.5mm.

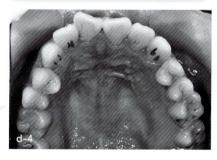

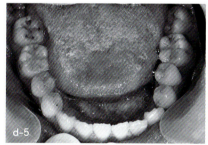

　前述のように，患者は前歯部よりも臼歯部において歯肉の露出が顕著である．口腔内を確認すると，上顎歯列の咬合平面は前歯部が低位の二面性であることがわかる．本来，上顎骨の垂直成分の増加（下降）の要素があると思われるが，舌癖などによって上顎前歯が上前方に押し出されることで相対的に圧下されて唇側傾斜し，上顎前歯部の歯肉の露出を少なくさせている．このような症例は，不用意にレベリングを行うと上顎前歯が挺出し，前歯部の歯肉の露出を増加させる．

　臼歯関係はアングルⅢ級である（❗）．Ⅲ級傾向は，右側のほうが強い．下顎前歯は，骨格性の下顎前突の対処性の移動として舌側傾斜している．舌位は低位であり，体積も大きい．

セファロ所見

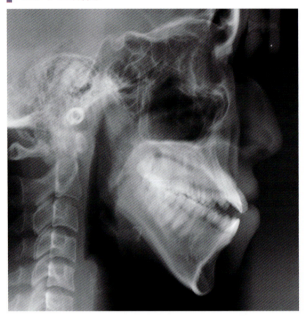

SNA	87.8	Occ -SN	19.7
SNB	86.0	U1 to SN	120.2
ANB	1.8	IMPA	82.4
Facial angle	85.0	FMIA	53.5
Y-axis	70.4	U1toL1	114.7
FMA	44.1	OJ	-3.7
SN-MP	42.7	OB	-3.3
Gonial angle	139.0		

図11e　SNA 87.8°，SNB 86.0°，ANB 1.8°と骨格性の3級であった．上顎前歯は唇側に傾斜し，切縁は上唇下縁より4mm下方に位置している．下顎前歯の歯軸はIMPA 82.4°と舌側傾斜している．FMAが44.1°で，フェイシャルタイプはドリコタイプである．

check! この症例でどこを見るか？

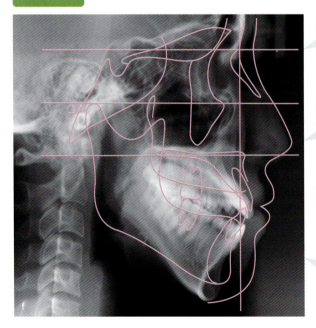

❗ **骨格的に前後的な不調和はあるか**
SNA, SNB, ANBの値により，骨格性の3級と診断できる．

❗ **前歯は突出しているか**
上顎前歯は唇側に傾斜傾向にある．下顎骨は垂直方向に大きく開大している．

❗ **上顎前歯臼歯の垂直的な位置は正常か**
口蓋平面からの距離，上唇下縁からの距離を診る．CDS分析による重ね合わせでは，上顎前歯および臼歯の下降が認められる．垂直的な距離を計測すると，口蓋平面より臼歯部で26.0mm（平均値22.6mm），前歯部で32.0mm（平均値28.6mm）と日本人の平均値と比べると前歯部，臼歯部ともに下方に位置していることがわかる．上顎骨の垂直成分の増加（下降）と診断した．

　骨格の前後的な関係は3級傾向があり，下顎前突を呈している．また，垂直成分の不調和も大きく，小臼歯から前歯部にかけて接触がなく重度の開咬となっている．FH to 下顎下縁平面，FH toラムス（レイマス）平面などの計測により下顎の開大が認められる．正貌セファロエックス線写真では下顔面の左側への偏移が認められる．上顎骨基底部から徐々に左側へ偏移している．

本症例におけるガミースマイルの診断

軟組織診断：口唇の挙上量は平均的である．歯肉の状態は問題ない．
硬組織診断：骨格的には，上顎骨の水平的な位置はSNA 87.8°，SNB 86.0°，ANB 1.8°と骨格性の3級であった．上顎前歯は唇側に傾斜し，前突傾向にある．切縁は上唇下縁より4mm下方に位置している．垂直的な距離を計測すると，口蓋平面より臼歯部26.0mm（平均値22.6mm），前歯部で32.0mm（平均値28.6mm）と日本人の平均値と比べると前歯部，臼歯部ともに下方に位置していることがわかる．上顎骨の垂直成分の増加（下降）と診断した．

チャートでは，1st check，2nd checkに該当する項目はない．3rd checkでは，「前歯部・臼歯部の歯肉露出」に該当する．上顎前歯の歯肉露出は少ないが，上顎前歯歯軸が唇側傾斜していなければ前歯の露出量が増えることを考慮すると，「上顎の垂直成分の増加（下降）」に当てはまる．

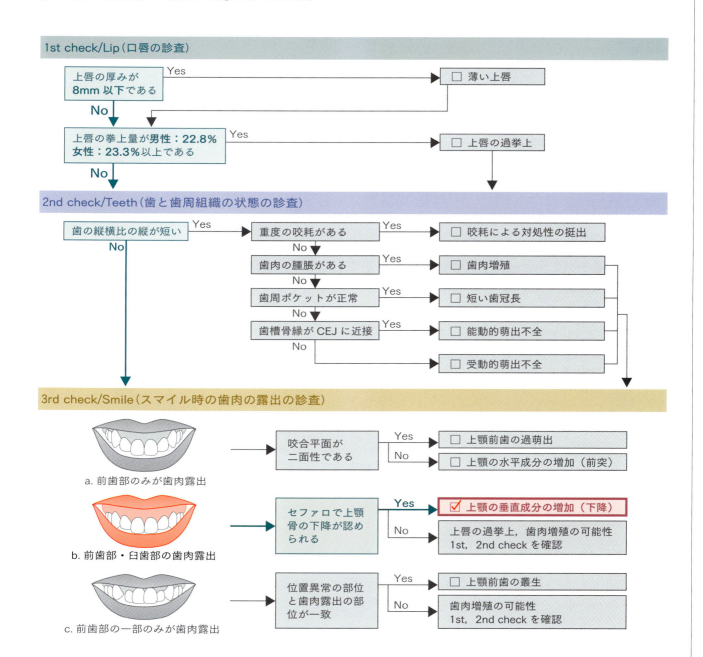

本症例におけるガミースマイルの治療

1．症例の問題点
・アングルIII級の臼歯関係
・骨格性3級
・骨格的開咬
・ガミースマイル
・下顔面の左側偏移
・顔面の非対称

2．治療計画

　本症例は，ガミースマイルをともなうアングルIII級，骨格性3級，開咬，下顔面の左側偏移をもつ症例である．SNA，SNB，ANBの診断で骨格性3級となり，その程度も大きく，下顔面の左側偏移による顔面の非対称があるため，顎矯正手術の対象となる．また，上顎骨の垂直成分の増加（下降）の要素もあり，ガミースマイルを呈している．ただし，上顎前歯の唇側傾斜による相対性の圧下で前歯部の歯肉露出は臼歯部より軽減されている．

　治療計画としては，上顎小臼歯抜歯により前歯の唇側傾斜の改善，下顎前突，顔面非対称の改善のためにLe Fort I 型骨切り術による上顎骨の圧下，カントの修正，SSRO（下顎枝矢状分割法）による下顎体の遠心移動，カントの改善を行う．上顎の手術を回避するのであれば，まず上顎臼歯を上顎前歯の位置まで圧下し，その後，第一小臼歯を抜歯して上顎前歯を遠心移動することで上顎前歯の挺出を防止することができるが，今回は上顎のカント修正のため，上顎の手術を行うことが決定していた．そのため，あえて上顎前歯を挺出させ，骨の削除量を増やす計画とした．この際，手術直前は上顎前歯部の歯肉の露出量が増えることについて，前もって患者に了承を得ておいた．

3．治療方法
・上顎両側第一小臼歯抜歯，上顎前歯の舌側移動
・上顎：Le Fort I 型骨切り術にて圧下，カント修正．
・下顎：下顎枝矢状分割術にて遠心移動，カント修正
・術後矯正
・保定

治療のながれ

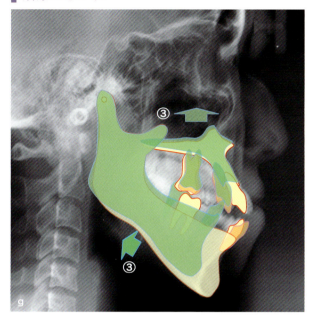

① 上顎両側第一小臼歯抜歯，上顎前歯の舌側移動
② 下顎レベリング
③ 上顎：Le Fort I型骨切り術にて圧下，カント修正
　　下顎：下顎枝矢状分割術にて遠心移動，カント修正
④ 術後矯正
⑤ 保定

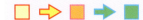

実際の治療

矯正歯科治療開始時

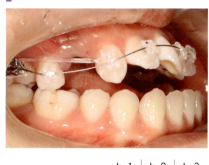
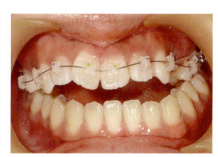
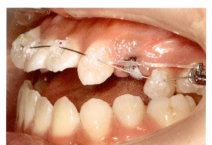
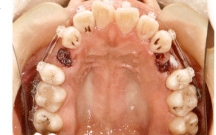
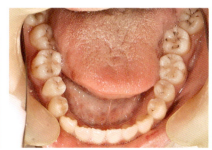

h-1	h-2	h-3
h-4	h-5	

図11h-1〜h-5　矯正歯科治療開始時の口腔内写真．上顎に唇側矯正装置を装着した．犬歯の移動がスムーズに進むように，RAP（Regional Acceleratory Phenomenon）により小臼歯の抜歯を同日に行っている．Wire size UP：.012"ニッケルチタンワイヤー

動的治療中

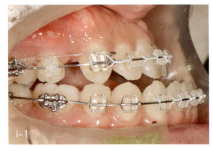
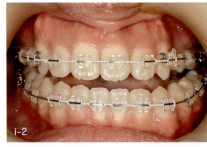
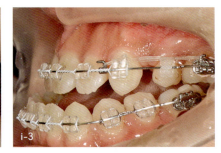
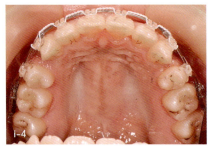
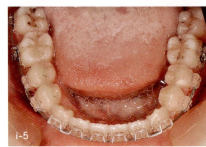

図11i-1～i-5　矯正歯科治療開始から8か月後．上顎の前歯の排列が終了し，前歯の遠心移動を開始した．下顎は矯正装置装着から，6か月が経過している．この時点では，レベリングが終了している．Wire size UP：.017"×.025"ステンレススチールワイヤー，LW：.017"×.025"ニッケルチタンワイヤー

顎矯正手術直前

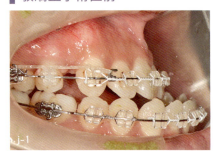
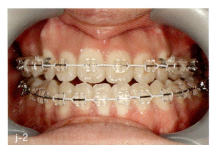
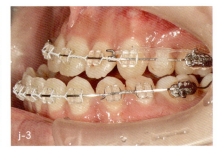
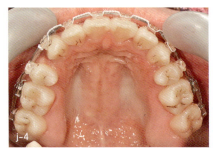
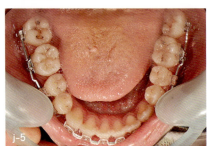

図11j-1～j-5　矯正歯科治療開始から12か月後．歯列の正中が顎骨の正中と一致するように排列していく．それにより，術後に上顎骨－上顎歯列－下顎歯列－下顎骨の正中が一致する．Wire size UP：.017"×.025"ステンレススチールワイヤー，LW：.016"×.022"ステンレススチールワイヤー

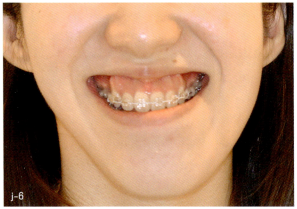
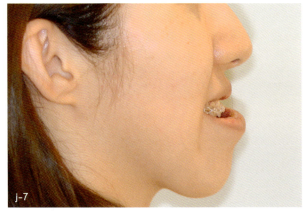

図11j-6, j-7　上顎前歯の挺出により，前歯部の歯肉の露出量は増加している．

顎矯正手術後

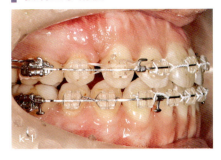
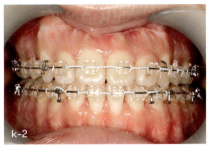
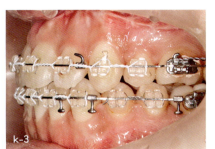
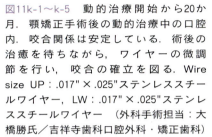
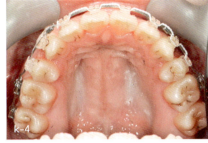
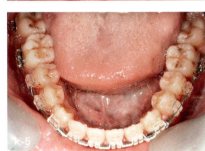

図11k-1～k-5　動的治療開始から20か月．顎矯正手術後の動的治療中の口腔内．咬合関係は安定している．術後の治癒を待ちながら，ワイヤーの微調節を行い，咬合の確立を図る．Wire size UP：.017"×.025"ステンレススチールワイヤー，LW：.017"×.025"ステンレススチールワイヤー（外科手術担当：大橋勝氏／吉祥寺歯科口腔外科・矯正歯科）

矯正歯科治療終了時

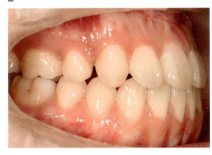
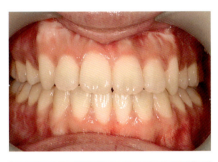
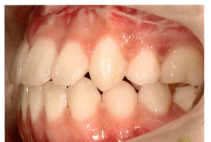
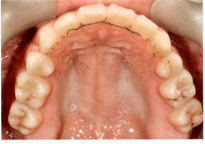
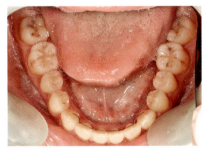

l-1	l-2	l-3
	l-4	l-5

図11l-1～l-5　治療開始から26か月後．各歯はきれいに排列され，臼歯関係は1歯対2歯を確立し，正中線は上下で一致している．前歯部の歯軸傾斜角も適切になっている．重篤な歯根吸収も認められない．

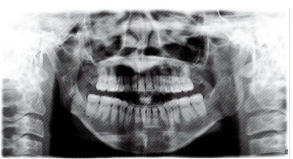

図11l-6　矯正歯科治療終了時のパノラマエックス線写真．歯根の平行性は問題なく，歯根吸収，骨吸収も認められない．

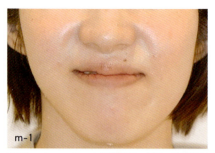
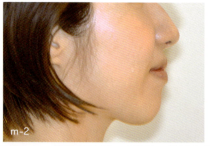
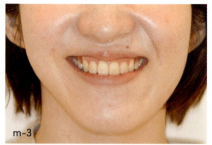

図11m-1～m-3　上下顎骨に対して適切な歯軸とし，顎矯正手術にて顎骨の位置および形態を修正したことによって良好な側貌，スマイルが獲得されている．

治療前後のスマイルの比較

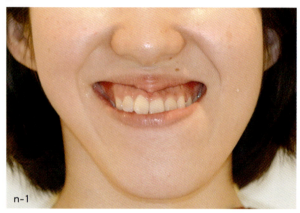
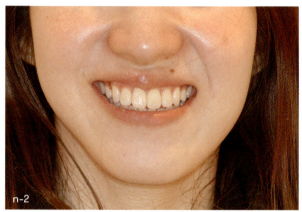

図11n-1～n-2　n-1：治療前．n-2：術後2年6か月．ガミースマイルは改善されている．

治療後のセファロ所見

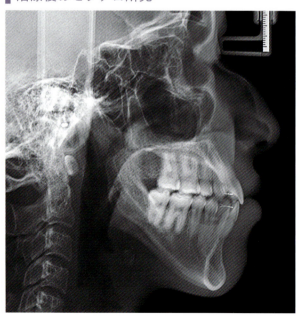

SNA	87.8	87.5	Occ -SN	19.7	17.6
SNB	86.0	84.0	U1 to SN	120.2	109.3
ANB	1.8	3.5	IMPA	82.4	83.6
Facial angle	85.0	85.8	FMIA	53.5	55.9
Y-axis	70.4	68.8	U1toL1	114.7	125.4
FMA	44.1	40.5	OJ	-3.7	2.0
SN-MP	42.7	41.8	OB	-3.3	2.0
Gonial angle	139.0	141.3			

（赤字：治療終了時）

図11o　SNAに変化はなく，SNBは86.0°から84.0°と若干減少し，下顎の反時計回りの回転が認められる．上顎前歯歯軸角は，改善され圧下されている．上顎前歯切端の位置は，上唇下縁より2mmとなっている．

治療前後のセファロの重ね合わせ

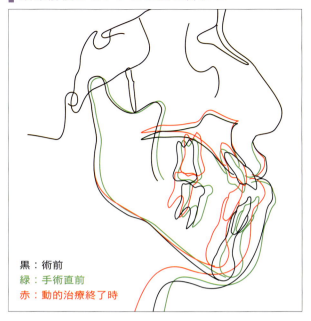

黒：術前
緑：手術直前
赤：動的治療終了時

図11p　上顎前歯は術前矯正で約2mm挺出し，約6mm舌側移動している．Le Fort I型骨切り術により，上顎骨は約4mm圧下されている．下顎は下顎枝矢状分割法により，オトガイ部で約9mm遠心移動している．

症例11のまとめ

　術前の矯正歯科治療にて上顎前歯が舌側移動され，Le Fort I型骨切り術にて上顎歯列は圧下されている．下顎は下顎枝矢状分割法にて遠心にセットバックされ，口唇の突出，顔面の非対称が改善されている．上顎前歯は適切なリンガルルートトルクが獲得され，約3mm圧下し，約6mm舌側移動されている．臼歯部では4mmの圧下および3mmの近心移動により，ガミースマイルは改善され，良好なスマイルが獲得されている．

　動的治療期間は26か月であり，移動量を考慮すると妥当だと思われる．2年2か月経過しても歯列は安定し，良好なスマイルが維持されている．

著者略歴

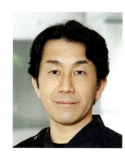

伝法昌広（つのり　まさひろ）

1995年　日本大学松戸歯学部卒業
1995年　日本大学松戸歯学部矯正学講座入局
2012年　東京都港区にてエーアイデンタルオフィス開業

日本矯正歯科学会認定医／日本成人矯正歯科学会認定医／日本舌側矯正歯科学会認定医・副理事長／WSLO（World society of Lingual orthodontics）Active member／日本口蓋裂学会会員／東京SJCD会員／日本顎変形症学会会員

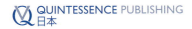

ガミースマイル
11の要因　成功に導くトリートメントマップ

2024年12月10日　第1版第1刷発行

著　　者	伝法昌広
発行人	北峯康充
発行所	クインテッセンス出版株式会社
	東京都文京区本郷3丁目2番6号　〒113-0033
	クイントハウスビル　電話(03)5842-2270(代表)
	(03)5842-2272(営業部)
	(03)5842-2275(編集部)
	web page address　https://www.quint-j.co.jp

印刷・製本　サン美術印刷株式会社

Printed in Japan　　　　　　　　　　　　　　禁無断転載・複写
ISBN978-4-7812-1046-9　C3047　　　　　落丁本・乱丁本はお取り替えします
　　　　　　　　　　　　　　　　　　　　　定価はカバーに表示してあります